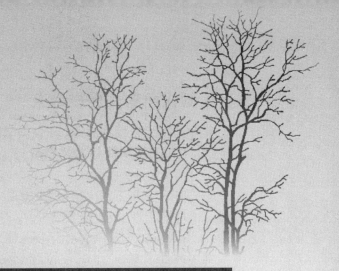

出生队列建设标准与 适宜技术

主　审　乔　杰　沈洪兵

主　编　胡志斌　李　蓉

副主编　夏彦恺　刘志伟　颜军昊

编　委（按姓氏笔画排序）

刁飞扬　马红霞　刘志伟　池　霞　李　红　李　蓉
林　戈　林　苑　周灿权　赵　杨　胡志斌　凌秀凤
夏彦恺　靳光付　颜军昊

人民卫生出版社
·北京·

U0224480

图书在版编目（CIP）数据

出生队列建设标准与适宜技术 / 胡志斌, 李蓉主编
. —北京：人民卫生出版社，2020.9
　ISBN 978-7-117-30413-9

　Ⅰ.①出…　Ⅱ.①胡…　②李…　Ⅲ.①新生儿疾病-
先天性畸形-预防（卫生）　Ⅳ.①R726.2

中国版本图书馆 CIP 数据核字（2020）第 169073 号

人卫智网	www.ipmph.com	医学教育、学术、考试、健康，购书智慧智能综合服务平台
人卫官网	www.pmph.com	人卫官方资讯发布平台

出生队列建设标准与适宜技术
Chusheng Duilie Jianshe Biaozhun yu Shiyi Jishu

主　　编：胡志斌　李　蓉
出版发行：人民卫生出版社（中继线 010-59780011）
地　　址：北京市朝阳区潘家园南里 19 号
邮　　编：100021
E - mail：pmph @ pmph.com
购书热线：010-59787592　010-59787584　010-65264830
印　　刷：人卫印务（北京）有限公司
经　　销：新华书店
开　　本：787 × 1092　1/16　印张：10
字　　数：243 千字
版　　次：2020 年 9 月第 1 版
印　　次：2020 年 10 月第 1 次印刷
标准书号：ISBN 978-7-117-30413-9
定　　价：30.00 元
打击盗版举报电话：010-59787491　E-mail：WQ @ pmph.com
质量问题联系电话：010-59787234　E-mail：zhiliang @ pmph.com

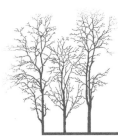

作者名单（按姓氏笔画排序）

丁　叶　南京医科大学

刁飞扬　南京医科大学第一附属医院／江苏省人民医院

马红霞　南京医科大学

刘志伟　中国福利会国际和平妇幼保健院／
　　　　上海交通大学医学院附属国际和平妇幼保健院

刘晓宇　南京医科大学

池　霞　南京医科大学附属妇产医院

杜江波　南京医科大学

李　红　南京医科大学附属苏州医院

李　蓉　北京大学第三医院

吴　炜　南京医科大学

吴　笛　南京医科大学

陈　婷　南京医科大学附属妇产医院

陈敏健　南京医科大学

陆春城　南京医科大学

林　戈　中南大学

林　苑　南京医科大学

周　昆　南京医科大学

周灿权　中山大学附属第一医院

赵　杨　南京医科大学

胡志斌　南京医科大学

耿珊珊　南京医科大学

徐　菠　南京医科大学

奚　琪　南京医科大学附属苏州医院

凌秀凤　南京医科大学附属妇产医院

夏彦恺　南京医科大学

蒋　涛　南京医科大学

蒋杨倩　南京医科大学

韩秀梅　南京医科大学

靳光付　南京医科大学

颜军昊　山东大学

霍　然　南京医科大学

戴俊程　南京医科大学

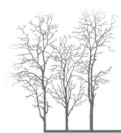

序　言

　　人类的健康状况受到遗传背景和环境暴露的共同影响。近年来,大量的人群流行病学调查、临床前瞻性研究及动物实验结果表明生命早期暴露不仅影响出生前后的生长发育,也将对个体的远期健康结局产生重要影响。生命早期暴露既涉及配子形成、胚胎发育与成熟等核心生殖过程中的环境暴露,也涵盖了孕期母体宫内微环境的暴露。除此之外,随着全世界范围内不孕不育人群的持续增长,辅助生殖技术飞速发展,数量日渐庞大的辅助生殖后代的健康状况不容忽视,辅助生殖技术的操作本身及其过程中配子、早期胚胎所处的体外环境作为一类特殊的暴露因素,对子代健康的影响及机制,也已成为国际上和我国生殖医学研究领域面临的重要挑战。研究上述各类生命早期暴露及其与遗传因素的交互作用,进一步探索表观遗传修饰等的生命早期调控,是疾病的病因学和发病机制研究的重要突破口。当前,我国正处于全面实施健康中国战略的新时代,《"健康中国 2030"规划纲要》和《"十三五"卫生与健康规划》着重指出,要面向全人群提供覆盖全生命周期、连续的健康服务,充分体现了我国开展生命早期暴露和远期健康结局相关研究的重要性和紧迫性。

　　大型队列能够汇集海量的人群数据和生物样本资源,为预防、基础和临床等各类医学研究的探索、转化和整合提供重要支撑。其中,出生队列作为一种重要的纵向人群研究策略,着眼于生命起始阶段,从孕前或者孕期招募研究对象,在孕期、分娩、出生后、乃至整个生命周期中进行长期随访,定期收集相关信息及生物样本,获取各类疾病或健康状况有关结局变量。这样的研究设计可以实现对人生命周期中关键环节的关键暴露和关键结局进行准确的收集、整合与分析,在探索生命早期暴露对人体健康的持续影响方面具有独特的优势,一直以来都受到国内外研究者的广泛重视。早在二十世纪初期,英国就建立了世界上最早的出生队列,随后北欧、美国、巴西、新加坡、韩国等国家都根据本国/本地区人群特点与妇幼健康状况开展了出生队列研究,部分已产出了大量高质量的研究成果,为明确子代发育相关表型、儿童期疾病的发生机制等提供了重要的线索。

　　我国是人口大国,居民的生活方式正在快速转变,疾病谱也发生了明显变化,为探讨各类疾病的生命早期决定因素及其变化规律提供了重要机遇,同时我国妇幼保健体系日益健全的属地化管理模式,也为出生队列的建立及长期随访提供了得天独厚的优势。但是,相较于国际社会,我国的出生队列研究起步相对较晚,与国外的著名队列相比还存在不少差距。近年来,虽在香港、广州、上海、武汉、安徽等多地陆续建立了多个具备相当规模的出生队列,但仍存在部分队列特色不够鲜明,已有队列建设水平参差不齐,同质化问题较突出,资源利用和开放共享不足等问题,这与我国日益上升的国际地位和对维系全生命周期健康的迫切需求不相称。为积极应对我国的人口健康重大战略需求,彰显我国独特的资源优势,十三五期间,科技部发育与生殖重大研究计划专家组裴钢院士、孟安明院士等十余位发育、生殖领域的知名学者联名提出了旨在持续解决我国的重大人口战略问题,引领国际生殖健康研究前沿,建立国家层面出生队列的研究倡议,最初拟命名为"龙凤工程"。这一倡议,得到了国家科技部、卫生健康委等部门的高度重视以及领域内多位专家学者的积极响应和大力支持。2016 年,我国正式启动了国家出生队列的建设,由南京医科大学联合国内 26 家医院和生殖中心积极承担了这一超大规模出生队列建设的具体构想落实工作。经过近 4 年的探索和实体化运行,在生物样本资源库和数据信息库的建立,队列的全流程执行标准和操作规范推进以及开放共享机制的完善等方面已积累了一定经验。

本书将先进理论和具体实践相结合,总结了在出生队列建设过程中建立并逐渐完善起来的建设标准和适宜技术,旨在与同道们交流分享,提供经验,讨论问题,展望未来。未来将在国家层面稳步和持续推进国际化、智能化、开放的、共享的大型出生队列建设,最终形成我国在世界生殖医学研究领域发挥引领作用的国家工程;在出生队列积累的海量数据和生物样本的基础上,协同创新,多维度、系统性地阐明生命早期暴露对子代发育和近远期健康状况的影响和调控机制,必将成为"大健康"时代不可或缺的研究体系,为有效防控我国人群相关疾病提供科学依据,为精准制定相关卫生政策提供决策依据;对提高我国人口健康水平具有重大战略意义。

乔　杰　沈洪兵

2020 年 4 月

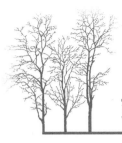

致 谢

　　本书以国家重点研发计划"生殖健康及重大缺陷防控研究重点专项"《中国人群辅助生殖人口及子代队列建立与应用基础研究》项目为依托,由南京医科大学出生队列研究中心作为队列实施主体,通过项目组组织队列建设的专家及研究骨干,结合全国31家医院、生殖中心和研究机构各自的特点和优势,对队列建设各个环节的规范化流程进行系统的梳理总结,针对性地推荐了一些使用范围广、效果好且可行性高的出生队列建设技术,历时三年终于汇编成册。出生队列建设是复杂的系统工程,其实施需要考虑研究设计、地区、人员等多方面实际情况,不断推进与完善。本书编撰中难免有疏漏,恳请读者批评指正。

　　衷心感谢中国国家出生队列(China national birth cohort)联盟倡议专家以及中国国家出生队列专家委员会专家裴钢院士、张永莲院士、孟安明院士、周琪院士、乔杰院士、季维智院士、黄荷凤院士、陈子江院士、沈洪兵院士、段恩奎教授、沙家豪教授、史庆华教授、李尚为教授、周灿权教授、王红艳教授、邬玲仟教授、田英教授、Jørn Olsen 教授、Brenda Eskenazi 教授、Stephanie J.London 教授、Jun Jim Zhang 教授以及 Cuilin Zhang 教授在项目立项、设计和实施过程中提供的指导和帮助,他们以丰富的专业知识和严谨的科学态度,织就高质量、高水平中国国家出生队列建设的蓝图。同时,衷心感谢参与出生队列建设的研究骨干、研究生以及其他队列专职人员,在实践中不断探索、思考、总结、改进和完善,是他们的刻苦钻研、辛勤付出和精益求精,为本书的撰写奠定了坚实的基础。

　　特别感谢国家卫生健康委员会、科技部对项目开展过程中给予的指导,以及对本书出版的鼎力支持。

　　特别感谢中国国家出生队列的全体承担单位、参与单位(排名不分先后,按笔画排序):

上海交通大学附属国际和平妇幼保健院

上海交通大学附属仁济医院

山东大学附属生殖医院

广西壮族自治区妇幼保健院

广州市妇女儿童医疗中心

中山大学附属第一医院

中山大学附属第六医院

中山大学孙逸仙纪念医院

中国医科大学附属盛京医院

中国科学院动物研究所

中南大学湘雅医院

中信湘雅生殖与遗传专科医院

北京大学第一医院

北京大学第三医院

北京嘉宝仁和医疗科技有限公司

四川大学华西第二医院

同济大学医学院

华中科技大学同济医学院附属同济医院

华中科技大学（合作单位：同济医学院附属武汉儿童医院）

华中科技大学同济医学院生殖医学中心（武汉同济生殖医学专科医院）

安徽医科大学（合作单位：马鞍山市妇幼保健院）

安徽医科大学第一附属医院

郑州大学第三附属医院

南方医科大学南方医院

南京医科大学

南京医科大学附属妇产医院

南京医科大学附属苏州医院

南京医科大学附属无锡妇幼保健院

南京医科大学附属常州妇幼保健院

南京医科大学附属第一医院

首都医科大学附属北京妇产医院

胡志斌　李　蓉

2020 年 4 月

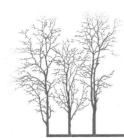

目 录

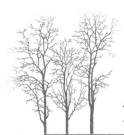

第一章　出生队列研究概述

　　队列研究是一种探索疾病病因的流行病学研究方法,随着慢性非传染性疾病对健康威胁的上升,一些大型流行病学研究陆续开展,对公共卫生领域的发展产生了极为深远的影响。出生队列研究作为队列研究的一种类型,在孕前或者孕期招募参与者,对孕期、分娩以及出生后母亲与儿童健康结局进行跟踪随访,进而发现影响疾病和健康的多种因素。其着眼于生命孕育早期,是研究生命早期环境、遗传、生活行为习惯危险因素与胚胎发育、胎儿、婴幼儿以及青少年健康之间关联的有效方法(图 1-1)。

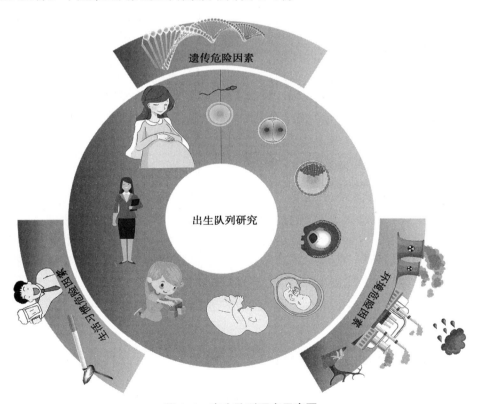

图 1-1　出生队列研究示意图

　　随着流行病学及其他生命科学相关领域研究的不断深入,人们对生命早期健康的关注逐渐加深,建立大型出生队列的需求日益凸显。大型出生队列从生命早期开始收集健康相关数据,持续、动态关注配子发育、胚胎发育、胎儿期、婴儿期、幼儿期等一系列生命阶段的健康结局,其建立将为公共卫生与预防医学、生殖生物学、临床医学等诸多学科提供全新的视角和发展机遇,满足不同方向重点关注、交叉学科全方位观察的动态需求。但是,如何建立大型出生队列?其实施过程中将遇到什么问题?出生队列的未来发展又将走向何方?对生命科学研究相关的领域将产生怎么样的影响?这一系列问题都在大型出生队列建设过程中亟待解答。

第一节　建设出生队列的需求与意义

一、生育健康保障的客观要求

不孕不育指育龄夫妇双方 12 个月内不采取任何避孕措施,性生活正常但无法受孕。据统计,全世界有 8%~12% 育龄夫妇受到不孕不育问题的困扰,而大部分来自发展中国家[1,2]。2015 年 10 月,党的十八届五中全会决定全面实施二孩政策。人口政策的放开有利于我国人口结构优化,同时也使高龄产妇的比例上升。此外,不孕不育催生的辅助生殖技术的发展和应用也引起了重点关注。截至 2017 年,全球共约有 800 万名试管婴儿出生,复合增速保持在 10%~15%,我国情况尤为突出。2019 年中国国家卫生健康委员会发布的《中国妇幼健康事业发展报告》指出,截至 2018 年底,中国经批准开展人类辅助生殖技术的医疗机构已达 497 家。建设出生队列有助于我国育龄夫妇的生育情况和子代出生结局的系统监测,并帮助我们探索生育健康的各类潜在危险因素。

二、妇幼健康促进的有力支撑

妇幼健康是全民健康的基础,妇幼健康水平可直接反映全人口健康水平。随着社会经济的高速发展以及环境问题的日益加重,妇女及幼儿的健康问题呈现出普遍化、多样化的特点。2019 年国家卫生健康委员会推出的《健康中国行动（2019—2030）》明确指出,新时期妇幼健康面临新的挑战,并在生殖健康促进、出生缺陷预防、母婴安全保障、儿童疾病预防等方面提出更高的要求。出生队列研究能够收集孕妇孕期及儿童生命早期样本并评估暴露情况,在妇幼相关疾病的早期预防方面具有重大意义,为促进妇幼健康提供有力支撑。

三、疾病发育起源研究的宝贵资源

生命早期是个体组织器官形成和功能发育的重要时期,在这一时期,个体对外界不良因素的暴露极为敏感。健康与疾病的发育起源学说（developmental origin of health and disease,DOHaD）认为,个体生命早期各类有害因素暴露是其远期疾病发生的重要病因[3]。由这一理论可以推测,过去十几年中慢性非传染性疾病（例如呼吸系统疾病、心血管疾病、代谢障碍等）发病率的增长可能部分归因于生命早期环境暴露或者孕期不良生活习惯引起的发育异常[4]。既往关于这一主题的研究多基于动物实验开展,而流行病学研究相对困难,主要原因是从暴露发生到慢性病结局出现一般周期较长,采用回顾性研究设计可能存在严重的回忆偏倚,采用前瞻性出生队列研究则可以避免上述问题。通过对出生队列长期随访,研究者能够获得准确的暴露信息以及健康相关的纵向数据,进而通过统计分析进行因果关系推断。通过延长随访时间,出生队列还有可能获取个体远期结局信息。因此,出生队列是探索早期发育异常病因机制和成年期慢性非传染性疾病早期起源的宝贵资源。

四、传代效应的重要研究手段

证据表明,配子发生和早期胚胎发育过程中,各种表观遗传信息都发生了广泛而剧烈的重编程过程,包括建立、擦除、重建等,当该过程受到各类因素干扰时,表观遗传修饰可发生改变,从而影响其表型,甚至增加子代成年疾病的易感性[5]。其中一些不良生殖和发育结局不仅出现在第一代子代中,还可在多代之后出现。因此,涉及生殖过程的传代效应已引起了人们的高度重视,这些效应可能通过改变表观遗传修饰模式,经生殖过程传递给后代[6]。出生队列的建立和应用将为生殖发育及传代效应相关研究提供强有力的数据信息、生物样本支撑和疾病线索,高效衔接生殖健康人群研究、机制探索和临床应用,并为后代疾病在当代预防提供了可能,有助于综合提升生殖健康水平和人口素质。

第二节　出生队列的发展历史与现况简介

一、出生队列的发展历史

1970 英国出生队列研究（1970 British birth cohort study, BCS70）是最早的队列研究之一。该队列始于英国出生调查,收集了英格兰、苏格兰、威尔士和北爱尔兰 17 000 多名婴儿出生信息和社会人口学相关信息,婴儿出生信息获取自分娩时在场的助产士填写的调查表和临床记录。该研究最初旨在探讨母亲的社会和生物学特征与新生儿发病率之间的相关性。在后来的几十年中,BCS70 队列对其参与者进行了长达三十年以上的随访,随访对象包括参与儿童、儿童父母、班主任以及学校的卫生服务机构等,采集的信息除了儿童的健康和医疗数据外,还包括学习能力、社会经济状况、家庭背景、受教育和就业情况、家庭关系以及子代情况等。BCS70 队列具有多学科性质,跨越多个不同领域,是一项真正的多用途研究,基于该队列的健康相关的代际关系研究仍在继续[7]。

1995 年,英国南安普敦大学临床流行病学教授 David Barker 与芬兰国家健康与福利研究所合作建立了赫尔辛基出生队列（Helsinki birth cohort study, HBCS）,共招募了 1924—1944 年期间在赫尔辛基大学中心医院和市妇产科医院孕满 28 周及以上出生的 20 431 名研究对象,并通过芬兰居民唯一识别码进行追踪调查[8]。它是世界范围内极少数拥有大样本量,自出生前至成年期贯穿整个生命过程进行长期随访的出生队列之一。该研究通过问卷形式调查母乳喂养、社会经济地位及其他健康相关因素等信息,定期收集研究对象体格检查数据,成年期营养、总体健康状况以及心血管、代谢、心理健康等结局资料,并采集血样进行持久性有机污染物检测以及全基因组关联分析,已经发表近100篇学术论文[9]。HBCS基于生命历程视角探索健康和疾病的早期起源,获得了一系列生命早期生长发育与成年期慢性非传染性疾病相关的研究成果[10],为揭示成年期慢性非传染性疾病发生发展的起因和早期预防提供了科学依据。David Barker教授也据此提出了健康与疾病的发育起源(DOHaD)学说,认为人类成年期一些疾病的发生与胎儿时期营养及发育不良有关,在医学界引起巨大震动和反响。

巴西佩洛塔斯出生队列(Pelotas birth cohort study)从1982年开始在巴西南部城市Pelotas建立,是发展中国家持续时间最久、规模最大的出生队列研究[11,12]。该研究采取多次家庭入户随访调查的方法,先后于1982年、1993年、2004年和2015年对巴西Pelotas人群进行了4次出生队列研究,时间跨越22年,随访率高。主要收集人体测量、社会经济特征、生活方式、死亡率、环境因素和卫生服务利用率等指标。研究内容涉及母婴健康状况、剖宫产率升高的原因、母乳喂养情况及其影响因素、健康相关的社会不均等性以及慢性病的影响因素等,在此基础上进行比较分析,进而确定其影响因素,并采取预防措施。该研究较好地反映了不同时代和不同社会阶层母婴健康状况的变化趋势,为全面了解发展中国家卫生保健的可及性和利用率,以及卫生政策的制定和实施提供了可靠的指导依据。这些出生队列研究在探索疾病病因及寻求干预措施等方面取得了大量具有重要科学意义的成果。

二、世界范围内的大型出生队列研究概况

除了上述三个代表性队列研究,世界上多个国家均发起了自己的国家出生队列研究,从最早的丹麦国家出生队列(DNBC)、挪威母亲和儿童队列(MoBa)到之后的新加坡、韩国、日本等建立的出生队列(表1-1)。

表1-1　世界范围内的大型出生队列研究概况

地区	国家	队列名称和参考文献	成员来源	招募时间	成员数量
欧洲	丹麦	丹麦国家出生队列 Danish national birth cohort, DNBC[13]	登记系统	1996—2000	60 000名孕早期女性
	挪威	挪威母亲和儿童队列 Norwegian mother and child cohort study, MoBa[14]	登记系统	1999—2008	>114 000名儿童, 95 000名母亲, 75 000名父亲
	英国	埃文郡父母儿童纵向研究队列 Avon longitudinal study of parents and children, ALSPAC[16]	登记系统	1991—1992	14 541名孕期妇女

续表

地区	国家	队列名称和参考文献	成员来源	招募时间	成员数量
		1970 英国出生队列 1970 British birth cohort study, BCS70[7]	登记系统	1970	17 000 名新生儿
		英国千禧队列研究 UK millennium cohort study, MCS[27]	登记系统	2000—2002	18 552 个家庭, 18 827 名儿童
	芬兰	赫尔辛基出生队列 Helsinki birth cohort study, HBCS[10]	医院	1995	20 431 名在 1924 至 1944 年间出生者
		芬兰北部 1966 出生队列 northern Finland birth cohort 1966, NFBC 1966[28]	登记系统	1966	12 058 名活产儿
		芬兰北部 1986 出生队列 northern Finland birth cohort 1986, NFBC 1986[29]	登记系统	1986	9 432 名活产儿
	荷兰	阿姆斯特丹儿童出生和发育队列 Amsterdam born children and their development, ABCD[30]	医院	2003—2004	12 373 名女性
		R 世代队列 the generation R[15]	社区	2002—2006	9 778 名孕期妇女
	西班牙	环境与儿童健康队列 infanciay medio ambiente cohort, INMA[22]	医院	1997—	3 944 名儿童
北美洲	美国	波士顿出生队列 Boston birth cohort, BBC[31]	医院	1998—2022	12 000 名孕期妇女*
		环境与儿童健康队列 environmental influence on child health outcomes, ECHO[17]	医院	2016—	>50 000 名儿童*
南美洲	巴西	巴西佩洛塔斯出生队列 Pelotas birth cohort study[11, 12]	医院	1982, 1993, 2004, 2015	15 975 名活产儿
亚洲	中国	广州市出生队列 born in Guangzhou birth cohort, BIGCS[32]	医院	2012—2018	30 000 对母子
		安徽出生队列 China-Anhui birth cohort study, C-ABCS[25]	医院	2008—2010	16 766 孕期妇女

续表

地区	国家	队列名称和参考文献	成员来源	招募时间	成员数量
		中国国家出生队列 China national birth cohort, CNBC[26]	医院 社区	2016—2021	30 000 对自然妊娠夫妇*，30 000 对辅助生殖夫妇*
		武汉健康宝贝出生队列 healthy baby cohort in Wuhan, HBC[24]	医院	2012—2014	11 311 名孕期妇女
		上海优生儿童队列 Shanghai birth cohort, SBC[23]	医院	2013—2016	1 180 对孕前夫妇，3 426 对孕期夫妇
		香港九七儿女出生队列 Hong Kong's "children of 1997" birth cohort[21]	医院	1997	8 327 名儿童
	日本	日本环境和儿童健康队列 Japan environment and children's study, JECS[33]	社区	2011—	100 000 对母子*
	韩国	韩国儿童专题研究队列 panel study on Korean children, PSKC[34]	医院	2008—2011	7 538 名儿童
	新加坡	新加坡出生队列研究 growing up in Singapore towards healthy outcome, GUSTO[19]	医院	2009—2010	1 247 名母亲，1 176 名儿童

* 为计划纳入人群。

（一）丹麦国家出生队列（DNBC）

于 1996 年启动，邀请约 10 万名孕妇和新生儿参加，对这些孕妇和儿童的健康状况进行长时间随访，全面采集母亲及儿童环境暴露和生活方式相关信息。DNBC 队列依托国家登记系统，利用唯一的身份登记号码从系统中识别队列中的个体，获取他们的健康状况及社会经济特征数据。该队列主要探讨生命初始的疾病起因，感染和药物副作用等领域[13]。

（二）挪威母亲和儿童队列（MoBa）

从 1999 年到 2008 年，队列纳入超过 95 000 名母亲和 114 000 名儿童，并进行长期随访，收集问卷、标准化国家登记医疗信息及生物样本。MoBa 队列的目标是通过收集尽可能多的相关暴露和健康结局数据，估计暴露（包括遗传因素）和疾病之间的关联，从而验证特定的病因学假设，进而为采取预防措施提供数据支持。此外，MoBa 设计了一系列子队列，包括患病家庭队列、多次生产队列等，旨在更好地解决具体科学问题。MoBa 与 DNBC 同属于北欧出生队列，同期平行开展，进行了一系列合作共享[14]。

（三）荷兰鹿特丹 R 世代队列研究（The Generation R）

是一项针对城市儿童的前瞻性多中心队列研究，关注从胎儿期到成年的生长、发育和健康状况。The Generation R 从 2002 年开始全面招募该地区近 1 万名城市早期妊娠孕妇,在妊娠第 12 周、20 周和 30 周对孕妇进行健康评估和信息采集,以收集有关胎儿生长及其主要决定因素的信息。期间对父亲也进行一次健康相关信息采集。从胎儿早期开始对子代长期随访,定期进行健康检查和生物样本采集,每年 1~2 次,直至 20 岁。该队列研究的总体目标包括描述多种族人群从胎儿期起生命的正常和异常生长、发育和健康状况,直至成年,明确与之相关的生物学、社会和环境决定因素,评估当前预防和早期识别风险人群策略的有效性[15]。

(四)英国埃文郡父母儿童纵向研究队列(ALSPAC)

也称为九十年代队列,是一项针对 1991—1992 年在英格兰埃文郡出生的孩子建设的队列。最初招募了 14 000 余名预计分娩日期为 1991 年 4 月至 1992 年 12 月的孕妇,并同时开始收集父亲信息。该队列在孕期多个时间点重复收集了父母亲生活习惯和行为信息,包括吸烟、饮食、体育锻炼、药物使用等信息,重点研究遗传、环境及父母生活方式对子代及父母健康的影响。2013 年该队列获得新的资助后,进一步收集了子代出生时的产科信息,母亲及子代的全基因组数据等。下一步计划采集包括父亲、九十年代出生儿童的兄弟姐妹以及他们的子代的健康相关信息,使 ALSPAC 队列真正实现纵向评估同龄人及其后代健康的目标[16]。

(五)美国环境与儿童健康队列(ECHO)

由美国国立卫生研究院 2016 年度拨款 1.57 亿美元启动的一项为期七年的出生队列研究。ECHO 纳入全国 35 家研究中心已有的纵向儿童研究队列,将已经纳入的队列参与者及其相关信息进行协同整合,最终计划纳入 5 万名各种族儿童,系统性地研究母亲受孕前后、妊娠中晚期、婴幼儿期一系列环境暴露,包括空气污染、社会因素(如压力)及行为(如睡眠和饮食)对儿童和青少年健康的影响,主要关注呼吸道健康,肥胖症以及大脑和神经系统发育。ECHO 研究将在农村和医疗欠佳的地区建立最先进的儿科临床研究网络,以便这些社区的儿童可以参加临床试验[17]。

(六)西班牙环境与儿童健康队列(INMA)

纳入妊娠期孕妇,随访至子代青春期结束,旨在评估孕期及幼儿期空气、水和饮食中的环境污染物暴露、营养、遗传及其交互作用对儿童生长发育的影响。INMA 中包含七个子队列,分别针对更具体的研究目标细致评估环境暴露,例如 Ribera d'Ebre 子队列评估有机氯化合物和来自氯碱植物排放的汞对神经系统发育的影响;Menorca 子队列研究生命早期暴露于空气传播刺激物和过敏原与儿童过敏、哮喘等疾病的关联;Gradana 子队列重点研究生命早期环境内分泌干扰物暴露对生殖相关疾病的影响[18]。

(七)新加坡出生队列研究(GUSTO)

向 2 034 个家庭发出邀请,最终有 1 247 名孕妇招募进入队列,并于 2009 年至 2011 年间分娩 1 176 名活产儿。对这些孕妇和儿童的健康状况进行长时间随访,直至儿童 3 岁。GUSTO 队列的主要目标是评估早期发育的影响因素及其对代谢组成和身体成分改变的影响,鉴别影响子代表观遗传学特征的母体因素和生命早期事件[19]。

(八)韩国母亲和儿童环境健康研究计划(MOCEH)

计划在 2006—2010 年纳入超过 1 500 名孕妇及其丈夫,并对这些孕妇和子代儿童的健康状况进行随访,直至儿童 5 岁,该队列的目标是:①收集孕期和儿童期环境暴露信息(化学、生物、营养、体格和社会心理);②揭露这些环境暴露因素如何影响生长、发育和疾病,为改善儿童健康和发育提供基线数据[20]。

三、国内出生队列研究概况

我国的出生队列研究起步较迟,但近年来迅速增加,目前已有十余家具备相当规模的出生队列正在实施,其中大多数具有自己的设计特色(表1-1)。

(一)香港"九七儿女"出生队列(Hong Kong's "Children of 1997" Birth Cohort)

由香港大学以"婴儿健康和生活方式调查"为主题发起的一项基于人群的前瞻性出生队列研究。1997年4~5月在香港49家母婴健康中心出生的8 327名儿童纳入研究,约占同期出生婴儿的88%,并持续收集参与者健康信息,研究内容广泛,包括婴儿生长模式、母乳喂养、二手烟暴露、早产、空气污染和社会经济地位对子代的影响,以及健康的代际关系等。截止到2016年1月,最终有8 298名成员完成了长达20年的随访[21]。该队列二手烟暴露的研究成果为香港的烟草控制做出了重要贡献,其青少年心理、行为及青春期发育等相关的研究成果,也为香港公共卫生政策制定与推广提供了有力支持。

(二)广州市出生队列(BIGCS)

由广州市妇女儿童医疗中心主持的大型普通人群亲子前瞻性队列研究。计划对2012年2月至2018年12月在广州市分娩的3万名孕妇及其所生儿童进行长期的随访,建立中国最大的正常人群亲子生物样本库,并运用流行病学研究方法,探讨未来20年中,影响广州地区儿童和妇女健康的主要因素[22]。

(三)上海优生儿童队列(SBC)

2013年起上海交通大学医学院附属新华医院、中国福利会国际和平妇幼保健院等数家医院合作,开展了一项针对准备怀孕或怀孕早期夫妇和宝宝出生后至2岁期间健康的追踪调查。在上海招募了1 180对备孕夫妇和3 426对孕早期夫妇,从孕前或孕早开始跟踪至子代2岁,优生团队以专业知识和视角关注孕前、孕期环境暴露、健康行为、心理和饮食行为情况等,研究孕期环境暴露对怀孕和儿童健康的影响,进一步促进中国人群母婴健康。项目主要关注环境、遗传和行为因素对生殖健康、妊娠结局、婴儿、儿童和青少年生长、发育和疾病发生的影响[23]。

(四)武汉健康宝贝出生队列研究(HBC)

该队列为华中科技大学公共卫生学院与武汉市妇女儿童保健中心于2012年合作建立。主要研究环境污染对人群健康的影响,特别关注环境污染对胎儿发育及儿童健康的影响以及环境污染在疾病发育起源中的作用,并利用出生队列开展大样本量分子流行病学研究[24]。

(五)安徽出生队列研究(C-ABCS)

该队列于2008年11月至2010年10月,在安徽省六个城市(合肥、马鞍山、六安、芜湖、界首和宁国)招募孕妇,通过问卷和实验室检验收集一系列数据,包括人口学资料、临床信息、职业、营养和心理社会因素等。该项目主要探讨孕期环境暴露对妊娠结局和儿童生长发育的延迟效应、累积效应和交互效应[25]。

(六)中国国家出生队列(CNBC)

由南京医科大学联合国内26家医院和生殖中心建立,于2016年11月正式启动。采用辅助生殖人群和自然妊娠人群两组对比设计,招募 3 万个自然妊娠家庭和 3 万个辅助生殖治疗家庭,并且对这些家庭成员开展从辅助生殖孕前治疗,孕早、孕中、孕晚期到子代 3 岁以后的长期随访研究,采用辅助生殖人口和自然妊娠人口同步纳入、同步随访的方案,进行多随访节点问卷调查、临床摘录以及外周血、尿液、卵泡液、精液等多种类型生物样本采集。项目开发了出生队列云端信息化平台,智能化管理随访预约、信息采集和生物样本收集,实现多中心数据管理无缝对接。同时建立了高标准、现代化的生物样本库,采用先进的生物样本管理系统对所有样本进行标记、定位、查询和出入库管理,采用综合监控平台对样本库日常运行进行监控和管理。此外,项目组建立了标准化、无纸化、智能化的多中心信息和管理体系,并专门成立数据管理委员会,建立了数据质控和管理规范,对所有纳入人群的基线数据库和生物样本进行整理和数据质量分析。本项目的主要目标是汇集我国海量人群样本资源库和多组学数据资源,为多种生殖发育相关疾病的个体化精准防治提供科学依据,同时促进人类辅助生殖技术向更安全、可靠的方向不断发展和优化[26]。

截止到 2018 年底,CNBC 已初步完成近 6 万个家庭的纳入工作,收集各阶段纸质调查问卷及病案信息累计 40 余万份,以及无纸化调查问卷及病案信息 12 万余份;累计采集血细胞、血浆近 100 万份,以及精子、精浆、卵泡液等各类样本 19 万余份。各中心已陆续开展了孕中晚期随访及 1 岁和 3 岁子代随访,建立标准化、规范化的随访流程和操作规范。基于海量生物样本库和数据库资源,CNBC 设立了公开共享机制,并成立队列伦理审查委员会和科学咨询委员会,对共享申请进行审核和监督。

第三节　出生队列研究面临的挑战与机遇

出生队列研究是在生命早期研究胎源性疾病的首选设计,可以直接测量暴露并准确评价结局,为研究暴露 – 结局的因果关系提供强有力的支持。出生队列研究对了解疾病的流行和分布、疾病随时间的发展过程以及健康促进和疾病治疗也具有重要意义。然而设计和开展这类研究时,也面临许多挑战。

一、出生队列的规划

出生队列研究的重点为数据采集,数据为研究提供了重要信息。当研究开始时,研究设计和数据收集可能只包含少数研究领域,随着队列随访时间的增长,研究人员可能希望收集额外的暴露或疾病数据。由于时间和精力的限制,需要准确评估研究结局和潜在危险及保护因素对研究结局发生和发展的影响。因此,在队列启动时,数据采集规划尤为重要。此外,与所有观察性研究一样,出生队列研究的设计者必须考虑可能影响研究结局的未精确测量因素和未测量因素。面对有限的资源,研究人员有必要在设计最初即平衡出生队列的广度、深度和规模,包括:评估贡献条件和潜在混杂因素的广度、评估随访时间的持续长度、参与人数的规模。出生队列研究涵盖了成千上万的参与者,研究人群涉及多种复杂的发展轨迹,研究人员需在丰富的人群数据之间做出相应的权衡,从而使队列的研究效能达到最优。

二、出生队列实施的伦理问题

出生队列研究属于医学科学研究范畴,科研人员在科研活动中应严格遵循医学科研伦理中的道德原则和行为规范,包括《贝尔蒙报告》(*Belmont Report*)提出的:尊重、有利/不伤害、公正三项基本原则,《赫尔辛基宣言》(*Declaration of Helsinki*)、《涉及人体的生物医学研究国际伦理准则》等文件所规定的各种基本伦理准则。这是医学科研有益于人类健康的重要保证,也是医学科研目标能够实现的重要条件。出生队列研究由于其固有的特殊性和复杂性,在建设实施过程中需特别注意一些问题,例如,当研究可能涉及家庭中多位成员时,知情同意必须包含参与研究的每位成员;当将家庭中未满14周岁的少年儿童纳入研究时,应当使用代理知情同意。另外,纵向研究往往需要更加详细的知情同意书,以确保参与者充分了解信息。因此需要培训工作人员正确征求及回答参与者的问题,并分配足够的时间来告知参与者有关研究的信息并审查同意书。此外,伦理中的重要问题还包括对队列参与者的身份和个人信息的保密。队列研究需提前制定保密措施,全程严格遵守保密制度,预估过程中易造成信息泄露的环节,提高监控力度。值得注意的是,对出生队列研究而言,儿童生命健康和安全始终优于保密原则,出生队列纳入和研究中如遇到超出自身处理水平的特殊健康事件,应当及时向有关政府部门报告。

三、出生队列建设的组织与协调

出生队列的建设往往涉及多方面资源的整合和调度,需要医疗卫生行政部门、科研单位、医院和社区的通力合作,随访过程需要投入大量的人力、物力。如何协调各部门工作、优化资源配置以达到资源利用最高效率、有效组织现场工作实现高效开展,是出生队列建设者需要综合考虑的重要问题。

四、出生队列建设的质量控制

通常出生队列在多家医院及研究中心共同开展,研究延续时间久、问卷信息和生物样本采集时间节点多、样本类型丰富。为了保证研究过程和研究结果的可信度,需要在现场工作、样本采集、信息采集等众多环节采取有效的质量控制手段。

五、出生队列的随访

由于出生队列研究往往涉及长期的随访,成功的出生队列研究不仅需要大量关于潜在风险因素和结果的数据,还需要长时间维持随访率,防止选择偏倚对研究有效性造成影响。虽然失访是不可避免的,但为了确保出生队列研究产生最大科学效用的数据,研究人员需要对维持随访率进行大量的努力和投资,使用大量人力和财政资源来登记、追踪和留住参与者。研究人员可以使用一些策略以减少失访,比如:收集详细联系信息,发送后续随访提醒,建立融洽关系,与参与者分享研究结果等。

六、出生队列的共享

出生队列的建设与实施将不断产生大量研究数据,为我国多个领域的医学研究带来深远影响。为了使资源和数据最大限度发挥科学价值,应当秉承"公开、共享、合作、共赢"的理念,这也是国际相关研究项目的通行做法。数据和资源公开共享的过程应当确保符合法律、伦理和科学研究客观规律,遵守政府主管部门和科研管理部门等颁布的关于科研项目数据管理和共享的原则和方针。数据和资源公开共享的同时,也应当确保各项目参与和实施单位符合相关政策、权利与义务的规定,并保证伦理和利益冲突的要求等。具体的公开共享过程,应该制定针对性的共享制度草案,规范化管理申请和审批流程,确保队列参与者的隐私信息安全和队列数据安全,确保队列数据被应用于防治疾病、促进健康的相关医学研究,禁止用于商业行为。

七、出生队列中新兴技术的应用

近年来,组学技术的飞速发展使我们能够对感兴趣的分子进行捕获和高通量检测,并通过生物信息学方法建立这些分子与疾病状态之间的关联。常用的组学技术包括基因组学、表观基因组学、转录组学、蛋白质组学、代谢组学和暴露组学等。这些技术要在队列中得以实现需要以获得多种类型的人体生物样本为基础,有时还需要对同一类型的生物样本进行多时点的采集以开展时间序列分析,对研究设计提出了更高的要求。出生队列的构建通常同时纳入亲代与子代,多时点多次随访,对父母以及儿童进行多种类生物样本采集,从而可以满足各类组学分析的需求。结合临床和流行病学调查数据,出生队列还有助于开展基于家系的遗传学研究及基因 – 环境交互作用研究,相比于成人队列和专病队列具有独一无二的优势。

第四节　总　　结

当前新时期全民健康、特别是妇幼健康面临新的挑战,一方面为妇幼健康工作带来了新的要求,另一方面,伴随着新技术的发展,为出生队列研究带来极大的机遇。

健康是促进人与社会和谐发展、全面发展的必然要求。我国是人口大国,居民生活方式正在快速改变,疾病谱也在发生明显变化。而国家生育政策调整后,人群生育行为也发生了显著变化。我国的《"健康中国 2030"规划纲要》着重指出,要面向全人群提供覆盖全生命周期、连续的健康服务,为我国开展生命早期暴露和远期健康结局相关研究提供了有力支撑。

2016 年,国家重点研发计划"生殖健康及重大出生缺陷防控研究"专项指南方向首次设立"建立和完善中国人群育龄人口队列和出生人口队列"的出生队列建设任务。旨在基于我国大量的生殖生育临床资源,建立覆盖全国的育龄人口和出生人口队列,为我国生殖健康相关的人群研究、临床研究和基础研究奠定坚实的基础;并基于出生队列的数据、样本和管理体系等优势资源,深入开展出生缺陷和胎源性疾病的遗传、代谢、社会心理、环境、行为和营养等方面的影响因素及其交互作用研究,力求揭示致病机制,为制定符合中国人群特点的防治策略和措施提供科学依据。

出生队列研究处于流行病学研究的最前沿。出生队列研究可以协同多个因素(如遗传因素、社会因素、行为和环境因素、辅助生殖等特殊技术手段),评估其对结局的风险或保护情况,比较其在不同发展阶段对结局的影响,确定潜在的敏感时期,描述纵向健康轨迹,因而是流行病学研究的重要组成部分。

出生队列已经发展了几十年,基于其广泛的研究内容和独特的研究设计,正在受到越来越多的关注和重视。众多队列的实施不仅可以在研究设计和研究纵深上有所创新,也可以形成广泛的合作和共享模式,为生命科学研究打下关键基础,验证已知结论,探索未知线索,扩展学科边际,最终影响决策。本书将从以下各章节阐述出生队列建设及运行的具体流程及质控措施,以期为国内出生队列提供结构化、规范化、高效化的设计方案,进一步推进国内出生队列建设向更高质量、更高标准方向发展。

参 考 文 献

[1] Mélodie, Vander Borght, Christine W. Fertility and infertility: Definition and epidemiology[J]. Clinical Biochemistry, 2018: S0009912018302200.

[2] Agarwal A, Mulgund A, Hamada A, et al. A unique view on male infertility around the globe[J]. Reproductive Biology Endocrinology, 2015, 13: 37.

[3] Haugen A C, Schug T T, Collman G, et al. Evolution of DOHaD: the impact of environmental health sciences[J]. Journal of developmental origins of health and disease, 2015, 6(2): 55-64.

[4] Barouki R, Gluckman P D, Grandjean P, et al. Developmental origins of non-communicable disease and dysfunctions: Implications for research and public health[J]. Environmental health, 2012, 11: 42.

[5] Jirtle R L, Skinner M K. Environmental epigenomics and disease susceptibility[J]. Nature Reviews Genetics, 2007, 8(4): 253-262.

[6] Rechavi O, Houri-Ze'evi L, Anava S, et al. Starvation-induced transgenerational inheritance of small RNAs in C. elegans[J]. Cell, 2014, 158(2): 277-287.

[7] Elliott J, Shepherd P. Cohort profile: 1970 British Birth Cohort(BCS70)[J]. International journal of epidemiology, 2006, 35(4): 836-843.

[8] Eriksson J G, Salonen M K, Kajantie E, et al. Prenatal Growth and CKD in Older Adults: Longitudinal Findings From the Helsinki Birth Cohort Study, 1924-1944[J]. American Journal of Kidney Diseases, 2018, 71(1): 20-26.

[9] Kajantie E, Eriksson J G, Osmond C, et al. Pre-Eclampsia Is Associated With Increased

Risk of Stroke in the Adult Offspring The Helsinki Birth Cohort Study［J］. Stroke, 2009, 40（4）: 1176–1180.

［10］孙丽, 许韶君, 陶芳标. 成年期慢性非传染性疾病早期起源的研究进展基于赫尔辛基出生队列研究［J］. 现代预防医学, 2014, 41（18）: 3398–3400.

［11］Victora C G, Hallal P C, Araujo C L P, et al. Cohort profile: The 1993 Pelotas（Brazil）birth cohort study. International journal of epidemiology, 2008, 37（4）: 704–709.

［12］Hallal P C, Bertoldi A D, Domingues M R, et al. Cohort Profile: The 2015 Pelotas（Brazil）Birth Cohort Study［J］. International journal of epidemiology, 2018, 47（4）: 1048.

［13］Olsen J, Melbye M, Olsen S F, et al. The Danish National Birth Cohort – its background, structure and aim［J］. Scand J Public Health, 2001, 29（4）: 300–307.

［14］Magnus P, Birke C, Vejrup K, et al. Cohort Profile Update: The Norwegian Mother and Child Cohort Study（MoBa）. International Journal of Epidemiology, 2016, 45（2）: 382–388.

［15］Jaddoe V W V, van Duijn C M, Franco O H, et al. The Generation R Study: design and cohort update 2012［J］. European Journal of Epidemiology, 2012, 27（9）: 739–756.

［16］Golding J, Team A S. The Avon Longitudinal Study of Parents and Children（ALSPAC）– study design and collaborative opportunities［J］. European Journal of Endocrinology, 2004, 151: U119–U123.

［17］Tylavsky F A, Ferrara A, Catellier D J, et al. Understanding childhood obesity in the US: the NIH environmental influences on child health outcomes（ECHO）program. International Journal of Obesity（Lond）, 2020, 44（3）: 617–627.

［18］Guxens M, Ballester F, Espada M, et al. Cohort Profile: the INMA––INfanciay Medio Ambiente––（Environment and Childhood）Project. International journal of epidemiology, 2012, 41（4）: 930–940.

［19］Soh S–E, Tint M T, Gluckman P D, et al. Cohort profile: Growing Up in Singapore Towards healthy Outcomes（GUSTO）birth cohort study［J］. International journal of epidemiology, 2014, 43（5）: 1401–1409.

［20］Kim B M, Ha M, Park H S, et al. The Mothers and Children's Environmental Health（MOCEH）study［J］. European Journal of Epidemiology, 2009, 24（9）: 573–583.

［21］Huang J V, Leung GM, Schooling CM. The association of air pollution with birthweight and gestational age: evidence from Hong Kong's 'Children of 1997' birth cohort［J］. J Public Health–UK, 2017, 39（3）: 476–484.

［22］Qiu X, Lu J H, He J R, et al. The Born in Guangzhou Cohort Study（BIGCS）［J］. European Journal of Epidemiology, 2017, 32（4）: 337–346.

［23］Zhang J, Tian Y, Wang W, et al. Cohort profile: the Shanghai Birth Cohort［J］. International journal of epidemiology, 2019, 48（1）: 21.

［24］Yang J, Huo W Q, Zhang B, et al. Maternal urinary cadmium concentrations in relation to preterm birth in the Healthy Baby Cohort Study in China［J］. Environment Intertional, 2016, 94: 300–306.

［25］Tao F B, Hao J H, Huang K, et al. Cohort Profile: The China–Anhui birth cohort study

［J］. International journal of epidemiology，2013，42（3）：709-721.

［26］http：//cnbc. njmu. edu. cn/cnbc/en.

［27］Connelly R，Platt L. Cohort Profile：UK Millennium Cohort Study（MCS）［J］. International journal of epidemiology，2014，43（6）：1719-1725.

［28］Hakko H，Komulainen M T，Koponen H，et al. Are females at special risk of obesity if they become psychotic？The longitudinal Northern Finland 1966 Birth Cohort study［J］. Schizophrenia Research，2006，84（1）：15-19.

［29］Rasanen S，Niemela M，Nordstrom T，et al. Parental hospital-treated somatic illnesses and psychosis of the offspring-The Northern Finland Birth Cohort 1986 study［J］. Early Intervention in Psychiatry，2017，13（2）：290-296.

［30］van Eijsden M，Vrijkotte T G M，Gemke R J B J，et al. Cohort Profile：The Amsterdam Born Children and their Development（ABCD）Study［J］. International journal of epidemiology，2011，40（5）：1176-1186.

［31］Wang G Y，Divall S，Radovick S，et al. Preterm Birth and Random Plasma Insulin Levels at Birth and in Early Childhood［J］. Jama，2014，311（6）：587-596.

［32］Qiu X，Lu J-H，He J-R，et al. The Born in Guangzhou Cohort Study（BIGCS）［J］. European Journal of Epidemiology，2017，32（4）：337-346.

［33］Ishitsuka K，Nakayama S F，Kishi R，et al. Japan Environment and Children's Study：backgrounds，activities，and future directions in global perspectives［J］. Environmental Health and Preventive Medicine，2017，22（1）：61.

［34］Bahk J，Yun S-C，Kim Y-m，et al. Changes in the Relationship Between Socioeconomic Position and Maternal Depressive Symptoms：Results from the Panel Study on Korean Children（PSKC）［J］. Maternal and Child Health Journal，2015，19（9）：2057-2065.

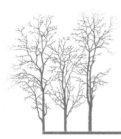

第二章　研究对象的纳入和随访

出生队列研究是一项前瞻性的涉及人群调查和样本收集的流行病学研究,研究对象的纳入和随访是出生队列的重要步骤,对整个队列的顺利实施和质量保证具有举足轻重的作用。出生队列通过针对性纳入特定的研究对象,开展定期追踪随访,收集整个过程中研究对象的人群基线信息、暴露因素、相应的结局信息(即健康状况、疾病或死亡事件的发生)以及生物样本,最终揭示遗传、环境、生活行为习惯及受孕方式等因素对妊娠结局及子代健康结局的影响和机制[1,2]。由于研究对象的纳入和随访跨度长、环节多,因此制定各环节的标准操作流程,对各个环节进行标准化质控,是保证研究高质量、结果稳定可信的重要基础[3-5]。

本章主要介绍研究对象的纳入和随访流程,标准化操作规程覆盖了从研究对象纳入、基础信息登记、问卷调查到研究对象随访整个过程,保证各环节稳定高效、有条不紊地进行。

第一节　研究对象的纳入

队列研究是一种探索疾病病因的流行病学研究方法,具有病因学证据强度高、可获得人群基线资料等优势。队列研究起源于 19 世纪中叶,早期主要用于传染病的研究。随着疾病谱的转变,慢性非传染性疾病逐渐成为人们关注的重点,一些欧美发达国家自 19 世纪七八十年代起陆续开始建立长期随访的人群队列,这些队列主要关注成年人群,如:Framingham 心血管病队列研究、美国护士健康研究(Nursing Health Study, NHS)等[6]。我国于 2004 年启动的超大型心血管病队列研究——中国慢性病前瞻性研究(China Kadoorie Biobank, CKB)主要研究中国人群常见慢性疾病。另外,自 20 世纪 90 年代初期以来,"成人疾病胎源说"越来越受到关注,越来越多的出生队列建立起来,如:丹麦国家出生队列(DNBC)、挪威母亲和儿童队列(MoBa)等[7]。相对国外,我国的出生队列研究起步较晚,目前国内具有一定规模且随访时间较长的出生队列有:香港"九七儿女"出生队列,广州市出生队列,上海优生儿童队列,武汉健康宝贝出生队列研究,安徽出生队列,中国国家出生队列等。中国国家出生队列(CNBC)采用辅助生殖人群和自然妊娠人群两组对比设计,分别招募 3 万个自然妊娠家庭和 3 万个辅助生殖技术治疗家庭。自然妊娠出生队列纳入的对象为不需要借助医疗手段,自然怀孕的夫妻。辅助生殖出生队列纳入的对象为不孕不育并需要通过辅助生殖技术来达到妊娠目的的夫妻。自然妊娠出生队列人群和辅助生殖出生队列人群的纳入流程大体相同,因此本节主要阐述纳入的基本流程,自然人群和辅助人群不同之处作特别的补充说明。

一、纳入前准备

纳入前准备主要包括工作人员、实施现场、纳入标准以及相关材料。

（一）工作人员

工作人员需专职聘任。聘任的现场工作人员基本要求为普通话标准、口齿清楚、表达能力强、善于沟通交流并掌握一定的孕产及母婴保健专业知识。所有的工作人员必须统一培训考核,充分了解出生队列的实施流程和工作内容并掌握相应工作技能后方可上岗。根据工作内容不同主要分为纳入宣教专员、调查专员、系统维护专员、样本处理专员以及质控专员等。辅助生殖出生队列的工作人员同时需要具有一定的辅助生殖相关临床知识储备,且熟悉辅助生殖特有的治疗周期及特点。

（二）实施现场

实施现场应选取便于识别、地理位置便利的医院门诊专用诊室。专用诊室须配备电脑和网络等基本办公用品,宽敞明亮且安静。根据研究对象孕早期产检机构的不同可大致分为两种情况:一是在社区医院开展孕早期研究对象的纳入,宣教一般在社区医院提供的队列专用诊室/区域进行;二是在医院开展孕早期研究对象的纳入,宣教将在医院提供的出生队列专用诊室/区域进行。而辅助生殖出生队列选用的专用诊室一般位于具备开展辅助生殖技术的定点医院辅助生殖科/中心的门诊层。

（三）纳入标准

1. 医院纳入标准　开展自然妊娠人群纳入的医院需具备以下条件:妇产科应具备孕产妇产检和分娩等职能;儿童保健科室可以开展儿童生长发育监测和发育评估,智力测试、心理行为评估、视力及听力筛查等项目。辅助生殖出生队列纳入的医院除具备自然妊娠出生队列纳入医院所具备的功能外,还需要具备不孕不育症诊断和治疗功能的辅助生殖科/中心,可开展体外受精-胚胎移植、单精子卵胞浆内注射（ICSI）等辅助生殖技术。同时,纳入的医院应具备完善的信息管理系统,保证医院数据完整可靠且安全,可实现与医药卫生信息系统的对接。

2. 人群纳入标准　自然妊娠出生队列研究对象纳入标准:知情同意参加本研究;在当地居住时间长达半年以上非迁移性的常住居民;沟通交流无障碍;妊娠早期（孕周为10~14周）且有意向在当地出生队列研究合作医院进行常规孕产检和分娩的孕妇及丈夫。辅助生殖出生队列纳入的研究对象为有意向在队列合作医院进行辅助生殖治疗并进行常规产检和分娩的夫妻双方,此外纳入标准与自然妊娠队列类似。

（四）相关材料

1. 纸质有形材料

（1）出生队列专用logo和印章:即为出生队列纳入对象身份识别标志,须提前设计准备。获得此logo的孕妇即被视为出生队列的研究对象,即可免费享受出生队列提供的所有服务和优先权利,所有贴有该 logo 的设备、软件、耗材、纸质材料均为出生队列项目所有。

(2)宣传提示材料:纳入宣传形式主要包括诊室挂牌、宣传海报/易拉宝、展播视频等。队列相关诊室挂牌可以帮助研究对象在社区医院或者项目参与医院迅速识别队列专用诊室。宣传海报/易拉宝一般可放置在医院门诊大厅、等待休息区域以及出生队列专用诊室门前,有条件的医院可以在上述地点配合视频展播,均可以协助告知研究对象加入出生队列的意义以及免费享受的权利。

(3)邀请信:主要内容为出生队列项目概况及加入出生队列的权利和义务简介,一般做成摆台或者单页放置在纳入诊室办公桌或者墙面上,协助告知研究对象加入出生队列的意义以及免费享受的权利,同时起到宣传推广作用。

(4)项目介绍手册:内容应详细介绍以下三个问题。本研究项目的目的是什么? 参加本研究项目有什么条件? 参加本研究项目的权利和义务是什么?

(5)知情同意书:知情同意书必须符合"完全告知"的原则。由项目组依据相关伦理指南及管理规范,采用研究对象能够理解的文字和语言,让研究对象对出生队列实施的具体内容、意义以及各项权利和义务充分理解,并能自主选择。现场工作人员负责逐句解释,帮助研究对象详细了解具体内容,达到知情同意的目的。

(6)纳入流程指导手册:由项目组根据各个实施中心的具体情况针对性制定,需详细解读纳入全流程,文字简洁、地点内容清楚,并由现场工作人员发给自愿入组的研究对象。

(7)调查问卷:编写调查问卷之前应提前安排组织专家讨论和设计问卷。调查员与被调查者面对面地进行访谈,由调查员询问来完成问卷,或者由调查员指导被调查者独立完成问卷。调查问卷通常包括基线调查问卷、随访问卷以及根据研究内容设计的专项问卷等。随着互联网的发展,越来越多的队列倾向于甚至已经开始尝试用移动终端开展无纸化的问卷调查。对于调查对象无法实现面访的情况,电话、网络问卷形式是重要补充。

2. 电子信息平台

(1)医院信息系统(hospital information system,HIS):即利用计算机软硬件技术、网络通讯技术等现代化手段,对医院及其所属各部门进行综合管理的信息系统。HIS 系统在出生队列的具体应用主要包括:在电子病历系统中可标识出生队列成员,通过查询功能可对成员进行核查;医院检验科系统和电子病历系统(住院)识别出生队列成员并可进行相应医疗操作提醒及处理。

(2)信息化平台:主要包括队列成员管理系统和无纸化问卷调查系统两大核心功能模块。无纸化问卷调查系统主要面向调查对象,在调查现场平板端使用,用于现场进行问卷调查;队列成员管理系统则主要由调查员及后台工作人员使用,对纳入成员的基本信息、随访进程、各随访时间点样本采集情况和问卷完成情况等进行管理和状态追踪,从而对纳入的研究对象进行统一管理。

(3)微信公众号:可借助相关医院、社区的微信公众号进行宣传推广,或设立专用板块,邀请研究对象参与互动,均可以提高纳入效率。

二、纳入过程

（一）人群纳入宣教

自然妊娠出生队列的纳入节点建议选择孕妇的孕早期产检时间，某些地区的社区医院可能会有建卡（孕妇保健卡）环节，因此可以与社区医院建"小卡"流程进行整合。辅助生殖出生队列的纳入节点一般选择夫妻双方实施辅助生殖术前。为提高纳入效率，建议采取集中宣教的方式进行纳入。具体时间可根据合作医院辅助生殖术前时间安排应变选择。队列人群的纳入宣教过程可分为两部分，首先由医生或工作人员进行引导，然后进行现场宣教。

1. 妇保医生或现场工作人员引导　自然妊娠出生队列的孕妇，在研究涉及的定点医院进行怀孕登记或孕检时，或辅助生殖出生队列的夫妻双方在实施辅助生殖术前，医生或现场工作人员根据研究对象的纳入条件确定拟入组的研究对象，并向其简要介绍自然妊娠和辅助生殖出生队列的相关内容，完成初步宣教。

2. 现场工作人员宣教　完成初步宣教的拟纳入对象在引导下进入纳入专用诊室，现场工作人员（纳入宣教专员）播放出生队列宣讲视频，向孕妇及其家属发放"出生队列"邀请信等辅助介绍材料，并对孕妇及其家属进行正式宣教，宣教内容主要包括队列简介、队列实施的总体流程、加入队列的收益和风险说明、孕期详细随访流程以及子代随访流程。

（二）纳入过程

确认纳入意向后工作人员与纳入对象签署知情同意书（详见本章第三节），并收集基础信息（详见本章第三节），以及样本采集（详见第四章），即完成纳入过程。

（三）纳入后首次基线调查

基线调查是队列研究的一项重要工作，对了解研究对象的基本情况、统计研究对象的分布具有重要意义，且是队列后续预约孕期及子代随访的重要信息库（详见本章第三节）。

第二节　基础信息登记

基础信息收集是为了了解研究对象的基础状况或研究开始阶段的情况而进行的调查，是队列研究的一项重要工作，对掌握研究对象的基本情况、统计研究对象的分布，为研究者进行研究设计开启新的思路具有重要意义，且是队列后续预约孕期及子代随访的重要信息库。因此，在出生队列研究中，我们要在纳入研究对象时对男女双方进行基础信息的收集，主要流程包括签署知情同意书以及建立随访档案。

一、知情同意书

（一）知情同意书主要内容

知情同意书一般包括本研究的背景及目的，研究内容及实施流程，研究持续时间，可能的风险和收益,信息隐私和保密,研究所需费用及补偿,关于研究中伤害的处理,退出研究的途径,以及同意声明和研究对象签名。

（二）知情同意书解读原则

知情同意书是规范性文件,主要用来赋予参加出生队列的孕妇和家属享有对整个研究计划的知情权,同时也保证整个过程的程序性和合法性[8,9]。知情同意书应客观地陈述本项目的实施目的、主要内容、操作流程以及项目的价值和意义。同时,知情同意书也应明确研究对象和项目组双方的职责,研究对象享有的权利和服务,不带有任何诱导性的语句,本着客观、真实、公正、知情的原则保护研究对象的权利,也保证出生队列所有操作的合理性和合法性[10,11]。现场工作人员须给所有的研究对象发放知情同意书,要求其仔细阅读,对于不明确的问题给予解答和释疑。此步骤不可或缺,必须严格执行。由于自然妊娠人群和辅助生殖人群的知情同意书签订和解读不同,需要进行区分[12]。

（三）知情同意书签署流程

1. 签署时间　所有研究对象均应在纳入阶段,即孕早期（自然妊娠出生队列）或术前期（辅助生殖出生队列）,签署知情同意书。

2. 签署前宣教　在签署知情同意书之前,现场工作人员须向研究对象详细宣教出生队列研究目的、研究对象享有的权利和承担的义务、研究持续的时间、流程、可能的收益以及存在的风险。

3. 注意事项

（1）宣教语言必须清晰易懂,不能使用诱导性的语言,不能使用任何压力、欺骗、强迫及其他因素诱导研究对象表示同意。

（2）宣教方式必须恰当,妥善征求每位研究对象的知情同意并耐心回答研究对象关心的所有问题,确认研究对象已充分了解信息并自愿参加项目全过程。

（3）如果遇到研究对象无行为能力的情况,应向其配偶或监护人详细说明并征得研究对象本人同意,由其配偶或监护人代签知情同意书。

（4）如果在某些特殊情况下不能在纳入阶段签署知情同意书或存在遗漏,则应尽快补签,知情同意书上应注明补签的日期和相关解释。

（5）任何日期和签名的修改必须具备合理的解释。

（6）知情同意书一式两份,研究对象与出生队列各持有一份。

二、建立档案

（一）建立队列编号

研究对象签署知情同意书之后,首先自动生成并建立出生队列编号,队列编号可按照字母和／或数字的排列组合顺序进行编码,出生队列编号是识别队列成员的唯一编码。对于编码的要求需要满足编码唯一性、字符通俗易懂、字符种类多样性（例如可以使用字母、阿拉伯数字、罗马数字等）、二维码信息与编号对应等特点,以下为详细介绍。

1. 以某出生队列（自然妊娠）纳入成员编码规则及解释为例

例子：××0001M

××代表机构,0001代表家庭1号,M代表性别为男性。

2. 以某出生队列（辅助生殖）纳入成员编码规则及解释为例

例子：××0001M1

×× 代表机构，0001 代表家庭 1 号，M 代表性别为男性，1 代表 ART 治疗周期 1。

（二）研究对象基础信息登记

在出生队列研究中，需要在纳入时对男女双方进行基础信息的收集，可以通过问卷收集人群信息。问卷必须由现场工作人员进行询问或质量控制，保证问卷的信度和效度。基础信息登记形成的数据库可用于建立出生队列研究资源库，使个人拥有一份电子健康档案，跟踪记录病史信息、体格检查信息、临床检验信息等，方便出生队列研究今后的信息采集和长期跟踪随访等。同时由于大型队列研究涉及人数较多，大量数据一旦被泄露，将对研究对象及研究工作造成极大的影响及危害。因此，数据的隐私保护以及信息的安全工作尤为重要，应对数据库或事务日志进行备份以及加密存储等，以确保数据库的安全稳定运行[13]。

男女双方基础信息一般包括队列编号、身份证号、年龄、性别、民族、出生年月日、职业、学历、家庭住址、既往疾病史、家族史、吸烟饮酒史、职业接触史等。

在填完基础信息问卷后，调查员需要获取研究对象的签名许可，并仔细核查问卷。

一般在基础信息登记完成后，由工作人员发放采样容器（采血管 / 采尿管）和检查单，引导研究对象至检验科进行血液和尿液样本的采集，此过程与随访过程的样本采集处理基本一致，此处不予赘述，详细内容请见本章第四节。

第三节　问　卷　调　查

出生队列研究是一项前瞻性的人群流行病学研究，需要通过基线调查以及定期随访，动态监测研究对象的暴露和结局变化情况。问卷调查作为暴露和健康结局测量的主要方式，在流行病学研究中广泛应用。调查数据的质量直接影响研究结果的质量，对于大规模队列人群研究，规范地应用一套高质量的问卷对于合理高效地开展研究至关重要。因此，需要对问卷调查的时间节点、调查方法进行标准化处理，以实现问卷调查的标准统一、数据规范。

本节主要介绍调查问卷的设计原则、调查问卷的分类以及出生队列研究问卷调查的主要内容。

一、调查问卷的设计原则

问卷设计是调查研究中的重要环节[14]。完美的问卷必须具备两个功能，即能将问题传达给被问的人和使被问者乐于回答。要实现这两个功能，问卷设计时应当遵循一定的原则。

（一）目的性原则

目的性是指问卷必须紧密与调查主题相关，询问的问题必须是与调查主题有密切关联的问题[15]。因此，在设计调查问卷之前，问卷的设计者要先确定好研究的问题，要始终明确调查主题，以调查主题为中心，避免离题。根据调查目的，将其分解为具体的、明晰的、易理解的问题,从而实现对调查主题的研究。例如孕期问卷,就要围绕孕期来开展,不能超出研究范围。

(二)系统性原则

明确了调查目的,接下来就是调查问卷的设计。调查问卷并不是简单地根据调查目的设计几个问题,它需要根据调查目的,设计指标体系,然后根据指标体系设计出单个问题以及答案,最后根据问题的性质以及问卷的逻辑调整顺序[16]。所以问卷设计需要满足系统性,是在总体框架的前提下设计问题,然后由一个问题连接到整体框架。这是遵循从整体到部分,从部分再到整体原则[17]。

(三)可接受性原则

可接受性原则是指调查问卷容易被受访者接受。由于受访者对是否接受问卷调查有自主选择的权利,而研究者则需要受访者尽可能都积极配合调查,因此,如何更容易让受访者接受问卷调查就变得尤为重要。为了提高受访者的积极性,可以在问卷开始之前向受访者简单介绍该问卷调查的意义及目的,以及通过该调查受访者可以获得什么信息,从而提高受访者主动参与调查的积极性,避免其为了调查而接受调查,从而导致该调查问卷可信度不高。此外,为了调动受访者的积极性,还可以经常进行宣讲、沟通和反馈,加深被调查人群对项目的了解,化解其抵触和排斥心理。

(四)顺序性原则

顺序性是指问卷的设计应层次清楚,条理清晰,使问卷顺理成章,排序合理。问卷中的问题一般可按如下顺序排列:

1. 先易后难　即先提出简单的问题,后提出困难的问题。由于这是问卷一开始的问题,过于难回答会使受访者对该调查问卷产生烦躁情绪和抵触心理,从而大大降低受访者的积极性。因此,问卷开始的问题应该简单易回答,并且吸引受访者继续向后回答问题。

2. 先一般后敏感　即先提出一般性问题,后提出敏感性问题。通常来讲,涉及到敏感性问题时,受访者可能会由于个人隐私及其他顾虑而拒绝回答或者不回答真实情况,若是将这类问题放在前面,可能会使受访者拒绝或产生心理负担,从而影响后续问题的回答。而对于一般性问题,受访者大都乐意回答,因此可以先提出一般性问题,后提出敏感性问题。

3. 先封闭后开放　即先提出封闭性问题再提出开放性问题。封闭性问题,又称定性问题,指给出的问题可对事先准备好的答案进行勾选,受访者只需要从问卷中已列出的多个答案中选择一个或多个答案。由于其给出了答案选项,不需要花费太多时间,一般受访者都很愿意回答这类问题,因此这类问题适合被放在前面。而开放性问题因不提供答案选项,导致受访者容易放弃回答,若是将其放在前面,会使受访者感觉回答问卷要花费很多时间,不利于问卷调查。

(五)一般性原则

一般性是指问题的设置是否具有普遍意义,即普适性。在设计问卷调查时应该明确这一基本要求,使问卷适合受访人群,否则设计出的调查问卷可能并不具有普适性,从而无法获得大多数人的信息,且不能进行推广。

(六)可靠性原则

可靠性是指调查问卷的数据在不同的环境下都可以保持数据的准确稳定。由于调查员和受访者处于不同的社会环境,角色不同,且不同的调查员做的同一受访者的调查问卷可能存在差异,而同一调查员不同时间做的调查问卷也可能存在差异,这都会引起数据产生波动,因此应该把这些干扰数据质量的因素控制在可接受的范围内。

(七)逻辑性原则

逻辑性是指调查问卷问题之间的逻辑性要清楚,并且前后的问题可以达到相互呼应的效果,从而使问卷成为一个相对完善的系统[18]。在包括各个方面的问题的调查问卷中,应该将同一方面的问题设置成一整块,这样受访者在回答问题的过程中,会感觉到问题集中,提问有条理,清晰明白,如果同一方面的问题分散,那么该调查问卷就会给人随意的感觉,并且不容易获得比较完整的信息。

由于出生队列一般是从母亲怀孕前或者怀孕期间开始随访,持续到婴儿出生及儿童时期,随访时间较长,且在随访期间不同时期变化差异较大,因此问卷设计时还应点明各个题目关注的时间点或时间段,以免造成题目的浪费。

在调查对象完成问卷的过程中,最好每个调查对象都能在调查员的指导下完成问卷,对于不确定的问题和答案,调查员可以对其讲解,帮助调查对象理解问卷题目,从而提高问卷数据的可信度。

二、调查问卷的分类

(一)按调查方式分

根据调查方式,可以将问卷分为自填问卷和访谈问卷。

1. 自填问卷 是由调查对象自己填写的问卷。

2. 访谈问卷 是调查员通过采访调查对象收集信息,由调查员填写的问卷。

出生队列研究中两类方式均较常用,但为保证问卷质量多采用访谈问卷的形式,而自填问卷多用于各类专项评估量表的填写,例如压力、焦虑、抑郁等心理评估量表。

(二)按问题答案分

根据问题答案的形式,可以将问卷分为结构式、开放式、半结构式三种问卷类型。

1. 结构式问卷 通常也称为封闭式问卷或闭口式问卷。该类型问卷的答案是研究者早已设计好问题答案,受访者只需要在相应选项上做出回答即可。

例如:您全家去年的总收入是:

① <3 万 ② 3 万 ~5 万 ③ 5 万 ~10 万 ④ 10 万 ~20 万 ⑤ >20 万

此种类型较适用于大规模出生队列研究,问题答案标准化,对答案进行编码和分析都比较容易;回答者易于作答,有利于提高问卷的回收率;问题的含义比较清楚;所提供的答案有助于理解题意,这样就可以避免回答者由于不理解题意而拒绝回答。但也存在一定的不足,例如:回答者对题目没有正确的理解,难以觉察出来;可能产生"顺序偏差"或"位置偏差",即调查对象选择答案可能与该答案的排列位置有关。因此在问卷设计时要充分考虑规避上述问题。

2. 开放式问卷 也称为开口式问卷。该类型问卷没有设置固定的答案,是由受访者自己回答。

例如:您的孩子如果曾经被确诊或怀疑患有先天性疾病、畸形或功能障碍,其具体名称为_____？

开放性问题可以让被调查者充分地表达自己的看法和理由,并且比较深入,有时还可获得研究者始料未及的答案。但它的缺点是搜集到的资料中无用信息较多,难以统计分析,面访时调查员的记录直接影响到调查结果,并且由于回答费事,可能遭到拒答。因此并不适用于出生队列研究。

3. 半结构式问卷　介乎于结构式问卷和开放式问卷之间,问题的答案既有固定的标准,也可以由受访者自由回答,综合了两者的长处。在实际应用中比较广泛。

例如:您孕前是否患有以下疾病? （多选）

①无;②甲状腺功能亢进;③甲状腺功能减退;④糖尿病;⑤高血压;⑥高血脂;⑦贫血;⑧肝炎;⑨尿失禁;⑩其他:_____

（三）按问卷发放方式分

根据问卷发放的形式,可以将问卷分为留置问卷、邮寄式问卷、报刊式问卷、面访式问卷、电话访问式问卷和网上访问式问卷六种问卷类型。

1. 留置问卷　是指调查员将调查表送到调查对象手中,并详细说明填写事项,由调查对象自行填写,再由调查员定期回收。

2. 邮寄式问卷　是指研究者把印制好的问卷邮寄给调查对象,调查对象填答后再将问卷寄回调查机构或调查者。

3. 报刊式问卷　是通过将问卷刊登在定期刊物（报纸、杂志）上的方式收集资料。

4. 面访式问卷　是调查者直接走访调查对象,当面听取调查对象的意见并完成问卷。随着电脑和手机等电子终端的广泛运用,电子问卷也成为面访式问卷常用的形式。

5. 电话访问式问卷　是调查员按照电话号码簿上刊载的电话,打电话进行问卷访问。通常适用于双方相距较远或无法与调查对象会面的情况。

6. 网上访问式问卷　主要有两种发放方式,其一是通过 Web 网站发放的在线问卷,其二是通过电子邮件给调查对象发送的问卷。随着互联网的发展和电子设备的广泛应用,微信、QQ 等软件以及手机、平板等电子设备日益普及,微信和 QQ 客户端问卷等网上访问式问卷应运而生。

在出生队列研究中,平板问卷,电话访问式问卷,微信端问卷等应用较多,问卷质控和核查工作也便于展开。平板方便操作,可由调查员亲自询问,且问卷结果可直接上传至后台,同时可以进行录音,大大方便了后期其他工作人员对于问卷数据的质控和核查,因此平板问卷等调查方式在出生队列研究中应用广泛。

三、出生队列研究问卷调查

出生队列研究中调查问卷按时间节点一般分为纳入期基线问卷（男、女方）、孕期随访问卷（女方）以及子代随访问卷（子代）三大类。其中孕期随访问卷可包括孕早期、孕中期、孕晚期问卷,而子代随访问卷可包括子代 42 天、6 个月、12 个月和 36 个月问卷,见表 2-1。问卷调查对象涵盖男方、女方以及出生后的子代。每一阶段问卷在相应的时间节点由工作人员完成。

表 2-1 出生队列研究调查问卷设置

阶段	辅助队列	自然队列
术前期	女方基线问卷	
	男方基线问卷	
孕早期	女方孕早期随访问卷	女方基线问卷
		男方基线问卷
孕中期	女方孕中期随访问卷	
孕晚期	女方孕晚期随访问卷	
出生后 42 天	出生后子代 42 天随访问卷	
出生后 6 个月	出生后子代 6 个月随访问卷	
出生后 1 年	出生后子代 12 个月随访问卷	
出生后 3 年	出生后子代 36 个月随访问卷	

（一）调查问卷内容

男女方基线调查内容主要包括生活行为习惯、体力活动、环境暴露、营养膳食、疾病史和家族史、精神心理行为及睡眠情况等。此外女方基线问卷还需采集女性月经婚育史以及孕期情况。辅助生殖出生队列纳入对象因其受孕方式的特殊性，还应补充收集孕期黄体支持的情况以及移植前后的用药情况等。孕期随访问卷主要采集女方本阶段的孕期症状、生活行为习惯、体力活动、睡眠情况、精神心理行为以及营养膳食情况等。子代随访问卷内容主要包括子代生长发育评价、疾病史、用药史、伤害史、抚养人情况、子代行为习惯、营养膳食情况等。

1. 生活行为习惯 了解调查对象的各种生活行为习惯，例如吸烟、饮酒、茶和咖啡及功能性饮料的饮用情况等。通过收集调查对象的吸烟饮酒等生活状态和生活习惯，分析调查对象的各类生活习惯可能对调查对象及其子代造成的影响，为研究收集基础数据。

2. 体力活动 体力活动对健康有诸多益处，因而备受研究者们的关注，调查了解研究对象体力活动的现状，识别体力活动可能对调查对象及其子代产生的影响。主要调查体育锻炼的频率、方式和强度以及工作状态，了解调查对象的体力活动水平。

3. 环境暴露 生命早期环境暴露对健康结局有着重要的影响，应了解调查对象家庭环境和工作环境中有毒有害物质的接触情况，初步了解调查对象有无各种有害物质的接触史。常见的家庭环境暴露有烹饪油烟，工作环境暴露包括石油燃料、重金属等。

4. 营养膳食 营养和膳食与人类健康息息相关，合理健康的膳食是健康的基础。营养和膳食不仅影响个体后期的身体状况，对于孕产妇更是会影响其子代的生长发育和代谢调节。因此营养膳食模块的问题主要是为了了解纳入人群的膳食状况和各种营养素的补充状况，以便分析膳食和营养因素对于结局造成的影响。

5. 疾病史与家族史 流行病学调查中，调查对象的疾病史和家族史经常为研究者重点关注的调查内容，其中疾病史是指个体是否患有明确诊断的疾病及其患病的具体疾病种类和年龄，而家族史是指个体的一代及以上直系血亲是否患有明确诊断的疾病以及具体的疾病种类和患病年龄。了解调查对象的疾病史和家族史，可以研究结局与疾病和家族史的关系,从而探索结局是否与遗传因素相关。包括个体及其父亲和母亲的出生情况、健康水平、确诊过何种疾病以及确诊时间。

6. 女性月经婚育史 女性生殖系统具有特殊性,与男性的身体功能状态有很大区别,因此了解女性调查对象既往的健康状况和生殖状况对女性疾病或健康状态的影响成为许多研究者的关注焦点,一般包括月经史、生育史及生育相关疾病史等。

7. 辅助生殖治疗情况 对于辅助生殖人群,不仅需要询问生活行为习惯、营养膳食、环境暴露等,还需要询问移植前后的用药情况、具体的移植情况,从而了解个体在辅助生殖技术胚胎移植术前和移植术后的用药史以及详细的移植情况。

8. 孕期情况 了解女性研究对象的孕期情况,例如:在怀孕期间有无出现异常症状,孕期疾病以及孕期后是否有黄体支持等。

9. 精神心理行为及睡眠 现代社会中,生活压力增加,心理精神疾病已经成为常见病和多发病,如抑郁、焦虑和自闭等。这些疾病没有明显的生物医学体征和实验室检查指标,量表评测是这些心理疾病诊断和筛查的主要标准,常用的量表包括:压力知觉量表(perceived stress scale, PSS)、流调中心用抑郁量表(self-report depression scale, CES-D)、焦虑自评量表(self-rating anxiety scale, SAS)、匹兹堡睡眠质量指数(pittsburgh sleep quality index, PSQI)等。了解调查对象的精神和心理状况,有利于掌握调查对象的压力状态和心理健康状态,分析不良的心理健康状态可能对调查对象造成的影响。

10. 子代生长发育指标 子代的生长发育情况主要通过体格检查反映,主要指标包括子代性别、子代身长、体重、头围、牙齿萌出情况等。子代的体格指标可以反映子代的形态特征、发育程度和功能水平,从而评估子代的营养健康和生长发育情况。

11. 子代疾病史、用药史和意外伤害史 子代疾病史除了解子代先天性疾病患病情况外,还应了解黄疸、湿疹、特异性皮炎、呼吸道感染、腹泻、肺炎、尿路感染、脐炎以及相关的医院治疗经历等。

用药史:例如激素类药物和抗生素类药物。

伤害史:包括受伤原因、受伤地点以及治疗情况等。

12. 抚养人信息 抚养人是子代主要接触的教养人,与孩子的成长息息相关,对孩子的身心发展有重要作用。了解抚养人的信息可以更好地了解子代的成长环境,评估抚养人及其情况对子代可能产生的影响。主要包括抚养人、抚养人文化程度和职业、抚养人是否更换及更换频率等。

13. 子代行为习惯 睡眠状况:包括累积时间、入睡方式、睡觉姿势和地点。

其他行为习惯:例如是否挑食、大便情况、户外活动状况、看电视和手机等电子设备的时间。

14. 子代营养膳食 生命早期的营养状况直接影响生命早期的个体发育和代谢调节,并将长远影响个体后期的发展、社会适应和疾病易感性等。包括喂养方式,辅食添加的种类、频率及时间,补充剂的剂量及频率等。

(二)问卷调查的流程

1. 问卷调查开展需要具备的条件

(1)问卷调查员:需要经过严格培训,经考核合格者方有资格开展问卷调查。考核内容包括:

1）熟悉掌握问卷内容,能够准确地表达,对于答案不表现出任何诱导和倾向,让调查对象准确、客观理解并作答。

2）能够准确理解和填写调查对象的回答。

3）熟练操作无纸化问卷系统。

4）熟悉掌握系统中问卷题目的逻辑设置。

5）能对于调查对象表现出应有的亲和力,建立彼此信任。

6）能够灵活应对问卷过程中出现的特殊情况。

7）对于调查工作中涉及的个人隐私数据和问题,能够严格遵守保密协议的约定,不违反知情同意和隐私保护等伦理和法律约束。

（2）场地、硬件和材料条件需符合调查开展要求。

1）问卷调查的场地应该满足安静和私密的要求,有利于被调查者坦诚交流。

2）调查场地应该能够提供无线网络,以保证调查问卷用的平板电脑能够正常联网,实现下载问卷和回传数据。

3）调查现场需要配备应急用的纸质调查问卷,以备紧急情况下使用。

4）调查用平板电脑应经过测试,安装有正确版本的问卷调查 APP 并能够正常使用,电量充足。

2. 调查问卷开展的流程

（1）邀请调查对象在调查位置就座。

（2）询问调查对象家庭 ID。

（3）与调查对象核实本次调查所对应的时间节点。

（4）询问调查对象调查过程是否同意被录音,在此之前要告知本次调查过程不必告知姓名、联系方式等涉及隐私数据;如果不同意被录音,则在平板电脑关闭录音按钮,如果同意则不必进行特别操作。

（5）开始根据平板电脑上出现的问题,询问被调查者,并填写相应答案。

（6）如果遇到需要调查对象自己填写的问题,则可由其自行阅读题目并作答。如果没有特别要求则全部默认为需要调查员询问调查。

（7）调查结束后,数据会自动上传,调查员需要核实平板电脑是否上传成功;如果成功,则表示本次调查已经完成,如果未成功,则需要核查原因,并排除故障。

第四节　研究对象的随访

出生队列通过开展定期追踪随访,收集人群基线信息和生物样本,最终分析各种因素对妊娠结局及子代健康结局的影响和机制。不同出生队列研究设计不同,随访期及内容也有所不同。例如,英国全国儿童发育研究(national child development study, NCDS)对纳入的新生儿一直跟踪随访至成年期[19];赫尔辛基出生队列(Helsinki Birth cohort study, HBCS)对研究对象进行了自出生前至成年期贯穿整个生命过程的长期随访[20];荷兰鹿特丹 R 世代队列研究从胎儿早期开始对子代长期随访,每年 1~2 次,直至 20 岁[21]。大规模出生队列人群研究随访过程收集的问卷数据和临床信息以及收集到的生物样本的质量直接影响研究结果的质量,因此规范开展随访流程对于研究质量至关重要,对亲代和子代随访的时间节点、主要内容进行标准化规划,以实现随访的标准统一。

本节主要介绍孕期随访,分娩期随访,子代随访的随访时间节点设置、主要随访内容和流程,各个时期随访形式和内容将分别进行阐述。

一、孕期随访

由于妊娠期在临床上分为三个时期:第 13 周末之前称为早期妊娠(孕早期),第 14~27 周末称为中期妊娠(孕中期),第 28 周及其后称为晚期妊娠(孕晚期)[22],因此建议孕期随访分三个阶段,即孕早期、孕中期、孕晚期。

(一)女方孕早期随访

因自然妊娠出生队列的纳入时间节点在孕早期,一般情况下孕早期随访可紧接纳入进行,而辅助生殖出生队列则需要进行电话预约确认随访时间并记录。但因其进入医院后的随访流程相似,本节将合并描述。

1. 女方孕早期随访概述　一般情况,孕妇在孕早期需到定点医院或者社区医院进行首次产检,并建立《孕产妇健康手册》,该手册可以记录孕妇整个孕期、分娩期、产褥期及产后 42 天的母婴健康检查情况。因此,孕早期随访可与孕妇的首次产检合并进行。随访内容主要包括:问卷调查、样本和临床数据采集。

2. 女方孕早期问卷的面访调查　孕早期随访时,由现场工作人员完成研究对象的孕早期问卷调查,并在研究对象知情同意后进行录音以便后期进行质控。

(1)调查流程:进行问卷调查前,首先应征询调查对象的同意,完成录音知情同意签订。

调查者登录无纸化问卷调查系统填写调查对象的队列编号,选择须完成的问卷类型,并严格按照本套问卷的标准操作流程对调查对象进行问卷调查,调查过程不能有任何诱导性的言语促使调查对象回答问题。

(2)技术要点

1)调查时间区间:自然妊娠出生队列的孕早期问卷完成时间在孕早期产检时间段内均可。辅助生殖出生队列女方孕早期问卷完成的时间区间是孕 7 周至孕 12 周,即 B 超时间 +8 天至 B 超时间 +42 天,此时间段内应已确定临床妊娠。

2)调查场所:问卷通常安排在上午进行,被调查者在接受检查的间隙等待期间,到问卷调查室接受调查。

3. 女方样本采集处理

(1)自然妊娠人群样本采集:一般在问卷调查完成后,由工作人员发放采样容器(采血管/采尿管)和检查单,引导孕妇至检验科进行血液和尿液样本采集,采样护士将样本放至指定位置,样本处理专员在研究对象抽血后 2 小时内去指定位置收集血液样本,清点样本的数量,核对标签编码,使用装有冰袋的冷藏箱将血液样本转移至实验室进行处理。血液样本采集前需提醒孕妇空腹取血。

(2)辅助生殖人群样本采集:因辅助生殖队列的研究对象存在特殊性,其样本采集时间一般在进行辅助生殖技术移植后 12~14 天,由调查员电话预约研究对象,提醒其在验孕的测试时间到出生队列诊室领取孕早期随访采样容器（血管/尿管）和检查单，并按照指引留取样本。随后样本处理专员在研究对象抽血后2小时内去指定位置收集血液样本，清点样本的数量，核对标签编码，使用装有冰袋的冷藏箱将血液样本转移至实验室进行处理。血液样本采集前需提醒孕妇空腹留血。

（3）成员管理系统进行维护：在当天完成问卷调查和样本采集后，工作人员须在队列成员管理系统或其他备案登记表格中进行登记维护，主要包括：随访日期登记；问卷完成与否；样本采集与否；结局或失访等特殊情况记录等。

4. 女方孕早期临床数据采集　临床数据采集主要依靠医院病历系统摘录或导出。临床数据是出生队列研究在孕期随访过程中的一项重要资料收集，在此过程中涉及到女方孕期各项生化指标，具有重要的临床意义。自然妊娠人群和辅助生殖人群采集流程类似，以下共同描述。

（1）调查时间区间：孕早期临床信息采集的时间区间是从孕早期体检日期至其后7天内，在此时间区间范围内均可以进行临床数据的采集。

（2）调查场所：对于医院系统不能摘录或导出的部分临床数据，例如纸质报告以及孕产妇保健手册等需要工作人员在孕早期随访当日拍照留存后摘录。

（3）调查流程：临床数据因其项目繁杂，可根据研究目的的需要设计不同临床数据摘录问卷，然后由工作人员利用平板电脑或者纸质问卷进行临床数据摘录，为确保数据的可靠性，一般建议双人双轨平行摘录。

（二）女方孕中期随访

孕中期随访时间节点一般在孕22~26周，并尽量与孕妇常规产检时间合并。

在女方妊娠进入孕中期（孕22~26周）时，现场工作人员电话预约孕妇参加孕中期随访。孕妇保持空腹状态，早晨到出生队列专用诊室，在现场工作人员的引导下排队挂号，候诊，并完成女方孕中期调查问卷，留存孕中期空腹静脉全血。

女方孕中期问卷的面访调查、样本以及临床信息采集流程同孕早期，本部分不再展开描述。

（三）女方孕晚期随访

孕晚期随访时间节点一般在孕30~34周，并尽量与孕妇常规产检时间合并。

在女方妊娠进入孕晚期（孕30~34周）时，现场工作人员可电话预约孕妇参加孕晚期随访。孕妇保持空腹状态，早晨到出生队列专用诊室，在现场工作人员的引导下排队挂号、候诊，并完成女方孕晚期调查问卷，留存孕晚期空腹静脉全血。

女方孕晚期问卷的面访调查、样本以及临床信息采集流程同孕早期，本部分不再展开描述。

二、分娩期随访

分娩期随访主要采集女方信息和样本。在女方达到预产期前一到两周时，整理相应分娩孕妇名单，现场工作人员到相应产房收集名单内的产妇的分娩信息和分娩样本。分娩前由所在医院的医生护士识别参与出生队列的孕妇，例如在病房床位放置项目计划牌，分娩过程中注意采集孕妇产前血和脐带血，以及做好新生儿分娩记录，可检索医院出生登记系统获取分娩记录。最后由现场工作人员及时记录到研究对象随访记录表中。

（一）女方分娩期临床数据采集

1. 调查时间区间　分娩期临床数据采集的时间区间是从分娩前 7 天检查日期至分娩日期,在此时间区间范围内都可以进行该数据的采集。

2. 调查场所　分娩期临床数据可登录医院病历信息系统或从纸质病案摘取信息。利用医院授权的调查员账号登录进入系统调取该孕妇的分娩前的产检数据。

3. 调查流程　同出生队列孕早期女方面访调查流程。

（二）女方分娩期样本采集

由产科医生在产房留取产妇的产前血和脐带血,然后由现场工作人员带样本回实验室进行分装离心后,贴好标签,放置在低温冰箱冻存。

三、子代随访

产妇怀孕 28 周至产后一周属于围生期,此期刚出生的新生儿应进行体格检查便于及时发现疾病并予以早期的干预和治疗;婴儿出生后 6 个月左右,是由单纯的母乳喂养为主向固体食物喂养过渡的生长发育时期,在此期进行体格检查,提供膳食指导意见;婴儿自出生到 1 周岁之前的时间为婴儿期,此期是生长发育极其旺盛的阶段;幼儿期（1~3 岁）是社会心理发育最为迅速的时期[23]。因此我们在这四个节点对子代进行随访体检。

子代随访主要采集子代的信息和样本。在子代出生后,根据系统登记信息,整理需要随访的家庭名单,现场工作人员通过电话联系参加出生队列的女性,邀请其参加子代随访项目,收集研究对象的子代信息和子代样本。

（一）子代 42 天随访

子代 42 天随访可采用电话随访的方式进行问卷调查。

按照我国国家政策,社区医生会在子代出生后 42 天上门进行回访,对婴儿的体格发育进行详细测量,并记录在儿童保健手册上。

在研究对象分娩 42 天后,现场工作人员可采用电话或者短信等方式提醒参与研究的家庭,告知近期会有电话问卷回访,询问对方空余时间,以方便进行问卷调查。现场工作人员在预约时间内对父母进行电话回访,对子代的体格发育、平时饮食和喂养状况以及睡眠状况进行询问,快速完成儿童 42 天随访问卷调查（如图 2-1 所示）。

该项调查需在有访问经验的调查员的操作下进行,并取得研究家庭的信任和支持。

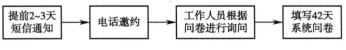

图 2-1　子代 42 天随访流程图

（二）子代 6 个月随访

子代 6 个月随访可采用电话随访的方式进行问卷调查。

按照成员系统名单提示（出生后 6 个月）,先提前 2~3 天电话或短信通知儿童父母近期会有电话问卷随访,询问对方空余时间,以方便进行问卷调查。然后在预约时间电话邀约儿童父母进行问卷调查,对儿童的体格发育、饮食状况和喂养状况、睡眠状况进行询问,现场工作人员使用问卷快速完成儿童 6 个月回访调查问卷,另外还可通过社区医院 / 妇保医院信息管理系统使用无纸化信息采集系统摘录儿童体检报告(如图 2-2 所示)。

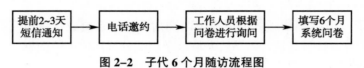

图 2-2　子代 6 个月随访流程图

（三）子代 12 个月 /36 个月随访

子代 12 个月 /36 个月随访可采用电话预约研究对象至合作医院进行体检回访的方式进行调查。

按照系统名单提示,在研究期间的儿童到达 12 个月龄 /36 个月龄时可电话邀约儿童父母携儿童至合作医院儿保科门诊,在导医台登记后凭号体检,依次开展儿童体检。具体检查方法和内容请见第三章第四节。

1. 问卷调查　儿童主要抚养人可在工作人员的询问下完成儿童 1 岁回访调查问卷。问卷内容包括儿童在出生后的饮食情况,膳食补充,口腔健康和疾病史等。

2. 发育评价　主要包括身长 / 高、体重、头围、胸围、腹围和上臂围等。由现场工作人员组织,排队等候,然后由儿童父母或其家属带领儿童至专门诊室进行体格测量。由医生进行测量,并在体检本上填写儿童测量数据,进行体格发育评价。

3. 体格检查　检查项目主要包括婴幼儿一般情况(精神状态、面容、表情和步态)、皮肤(有无黄染、苍白、发绀、皮疹、出血点、瘀斑、血管瘤等)、淋巴结、头颈部(前囟闭合情况、前囟大小及张力,有无方颅等)、眼、耳、鼻、口腔(有无唇腭裂、乳牙数、有无龋齿及龋齿数等)、胸部(胸廓外形是否对称、心肺听诊有无异常等)、腹部(有无腹胀、有无渗出、脐带是否脱落等)、脊柱四肢、外生殖器、神经系统(四肢活动对称性、活动度和肌张力等)。该项检查主要由儿童保健医师进行。

4. 神经心理行为发育评估　神经心理行为发育评估主要通过专项量表进行评估,目前临床上广泛使用的评价方法有两类,一类是筛查量表,一类是诊断量表。筛查量表用时较短,适用于大样本人群筛查;诊断量表则用时较长,适用于对可疑者进行进一步诊断。在实际随访中,可根据研究需要,选择适宜量表进行评估,该项评估需由专项培训的医师或从业专技人员完成。

5. 听力筛查　对有听力损失高危因素的儿童采用便携式听觉评估仪及筛查型耳声发射仪进行听力筛查,由专业的儿保科医生进行该项检查。

6. 视力筛查　主要进行视力检查和屈光筛查,了解儿童视力发育程度,筛查出视力不良和屈光不正的儿童,早期发现弱视、斜视和其他眼发育的先天异常;该项检查由眼科医生进行。

7. 其他检查　可根据儿童具体情况开展尿常规、膳食营养分析等检查项目。

8. 血红蛋白或血常规检查　由儿保科医生开具检查单,儿童在采血窗口进行指尖血采集。

9. 留取血液样本　儿童在检验科抽血窗口进行指尖血留样,采样容器上标注队列编号,由现场工作人员进行后续样本处理、存储和入库。

10. 报告发放 现场工作人员仔细确认所有项目检查完毕后,将所有报告发到家长手中。同时将所有检查报告上传至无纸化信息采集系统。

11. 流程图 见图2-3。

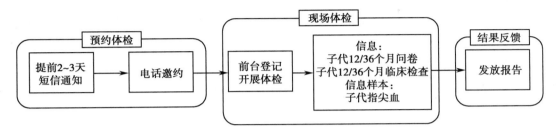

图2-3 子代12个月/36个月随访流程图

(四)子代36个月之后随访

出生队列研究可以开展长期随访,此时需继续登记和追踪子代36个月之后的疾病及生长发育状况,包括智力发育、行为发育、神经发育、代谢性疾病、肥胖症和高血压等,调查儿童的膳食模式,对相应疾病进行诊断复核,也可对接国家医疗数据库建设、医保等信息,采集整个学龄、青春期以及之后的关键数据,从而对社会、家庭的影响和后代的成长、健康、心理等问题进行研究。

参 考 文 献

[1] 秦颖,詹思延,李立明. 流行病学队列研究的历史回顾[J]. 中华流行病学杂志,2004(05):449-451.

[2] 王慧,陈培战,张作文,等. 我国人群队列研究的现状、机遇与挑战[J]. 中华预防医学杂志,2014(11):1016-1021.

[3] 张潇,赵明海,刘福生,等. 标准操作规程(SOP)由来、书写要求及其作用[J]. 实验动物科学,2007(05):43-47.

[4] 余灿清,刘亚宁,吕筠,等. 大型人群队列研究数据管理团体标准解读[J]. 中华流行病学杂志,2019,40(1):17-19.

[5] 杨维中. 推动我国公共卫生领域的团体标准建设[J]. 中华流行病学杂志,2019,40(1):5-6.

[6] 钱碧云,李森晶,张增利,等. 我国流行病学队列研究的现状与展望——2012年度预防医学学科发展战略研讨会综述[J]. 中国科学基金,2013(03):12-13.

[7] 李立明,吕筠. 大型前瞻性人群队列研究进展[J]. 中华流行病学杂志,2015,36(11):1187-1189.

[8] 柴家财,王亮,杜守业. 正确认识知情同意书[J]. 中国病案,2005,6(3):22-23.

[9] 任敬辉. 知情同意权的发展渊源与常见问题探讨[J]. 中国病案,2014;15(9):

23–25.

［10］黄炳忠.实施知情同意工作中的常见问题与对策［J］.现代医院管理,2008(5)：16–18.

［11］任佩娟,王猛,宋茂民,等.对涉及人的生物医学研究之知情同意书问题分析［J］.医学与哲学(A),2017,38(3)：38–41.

［12］王全虹,张红宇,白家琪.医疗知情同意书的规范书写与实施［J］.中国病案,2018,19(12)：14–16.

［13］中华预防医学会.大型人群队列研究数据安全技术规范(T/CPMA 002–2018)［J］.中华流行病学杂志,2019,40(1)：12–16.

［14］胡凯.浅谈社会科学方法中的问卷设计技术——基于问卷设计的原则和程序［J］.甘肃科技,2012,28(11)：65–66.

［15］李林梅.试论市场调查中问卷设计的几个基本原则［J］.统计与信息论坛,2000(2)：45–48.

［16］张连合,孙柳.浅析市场调研中问卷设计的基本原则［J］.职业时空,2014,10(10)：132–133.

［17］李俭莉.内江师范学院学生营养与膳食行为状况［J］.中国学校卫生,2006,27(10)：884–885.

［18］蒙娜.问卷法在档案利用中的运用［J］.北京档案,2008(6)：24–26.

［19］吕筠,李立明.队列研究随访之我见［J］.中华疾病控制杂志,2019(4)：373–375.

［20］Eriksson J G,Salonen M K,Kajantie E,et al. Prenatal Growth and CKD in Older Adults：Longitudinal Findings From the Helsinki Birth Cohort Study,1924–1944［J］. American Journal of Kidney Diseases,2017：S0272638617308429.

［21］Jaddoe V W V,Duijn C M V,Heijden A J V D,et al. The Generation R Study：design and cohort update［J］. European Journal of Epidemiology,2010,25(11)：823–841.

［22］谢幸,苟文丽.妇产科学,8版［M］.北京：人民卫生出版社,2013.

［23］王卫平,孙锟,常立文.儿科学,9版［M］.北京：人民卫生出版社,2018.

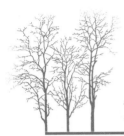

第三章　临床数据采集

　　基于流行病学调查的出生队列研究中,临床检查数据也是研究对象数据采集的重要组成部分。与调查问卷数据相比,它能更为客观且直接地反映研究对象的健康状况。通过定期随访并记录各阶段的临床检查数据和疾病结局数据,可以动态监测孕产妇及其子代的身体状态变化和结局的发生,从而为科学研究提供精确的基线数据和可靠线索。

　　临床检查数据大致可以分为两类:一是检查类,诸如体格检查、心电图检查、B超检查、胎心监护等,可通过测试从人体直接获得信息。另一是检测类,通过血液、尿液、粪便等身体的一部分及人体分泌物和代谢产物检测来获得信息。出生队列研究中涉及的疾病结局数据主要包括妊娠结局、妊娠并发症、出生结局与子代结局等。本章节按照出生队列研究设计的各期随访阶段:孕前、孕早期、孕中期、孕晚期、分娩期、子代42天、子代6个月、子代12个月、子代36个月,逐一介绍各期主要采集的临床数据、疾病结局以及采集途径。

第一节　孕前临床数据采集

　　孕前临床数据采集主要来源于计划妊娠夫妇的孕前保健检查数据,一般发生在孕前三个月以内[1,2]。按照妊娠方式不同,出生队列研究中通常分类为自然妊娠出生队列和辅助生殖出生队列,因其受孕方式的差异,其临床数据采集类型和要点不同。本章节将分类描述。

一、自然妊娠人群出生队列孕前临床数据采集

　　自然妊娠孕前临床检查是基于孕前保健采集的临床数据。孕前保健是通过评估和改善计划妊娠夫妇的健康状况,减少或消除导致出生缺陷等不良妊娠结局的风险因素,预防出生缺陷的发生,进而提高人口素质[3,4]。

(一)常规保健
1. 评估孕前高危因素
(1)询问计划妊娠夫妇的健康状况。
(2)评估既往慢性疾病史、家族史和遗传病史,不宜妊娠者应及时告之。
(3)详细了解不良孕产史和前次分娩史,是否为瘢痕子宫及有无瘢痕憩室,充分告知瘢

痕妊娠风险。

（4）生活方式、饮食营养、职业状况及工作环境、运动（劳动）情况、家庭暴力、人际关系等。

2. 体格检查

（1）全面体格检查：包括头颈部、胸部、腹部、四肢常规体格检查及心肺听诊等。

（2）测量血压、身高和体质量，计算体质量指数（BMI）。

（3）常规妇科检查：主要包括内外生殖器（外阴、阴道、宫颈、宫体、附件等）的发育，有无畸形、炎症或包块等。

（二）必查项目

1. 血常规　血液是由血浆及悬浮于其中的血细胞（红细胞、白细胞、血小板）组成的，其在体内循环流动，起着运输、缓冲、止血、防御等多种重要作用。血常规就是通过检测血液中各种细胞成分，以达到协助临床诊断、监测病情变化、评估治疗效果的目的。通常可分为三大系统，即红细胞系统、白细胞系统和血小板系统。

2. 尿常规　尿液是血液经过肾小球滤过、肾小管和集合管重吸收和排泄所产生的终末代谢产物。尿液的组成和性状可反映机体的代谢状况，并受机体各系统功能状态的影响。尿常规是通过对尿液的分离检查，测定尿液各种成分的量是否超标，以评估人体的健康状态，主要监测泌尿系统疾病、肝胆疾病、糖尿病等，检测指标主要包括尿液颜色、透明度、酸碱度、比重、蛋白以及化学指标等。

3. 血型（ABO 和 Rh 血型）　血型是对血液分类的一种方法，主要是根据红细胞表面是否存在某些遗传性的抗原物质来对红细胞进行分型。其中 ABO 血型系统和 Rh 血型系统是最重要的两种红细胞血型系统。目前临床输血之前，必须鉴定 ABO 血型和 Rh 血型。

4. 肝功能　肝功能检查的目的在于探测肝脏有无疾病、肝脏损害程度以及查明肝病原因、判断预后和鉴别发生黄疸的病因等。检查指标主要包括谷丙转氨酶、谷草转氨酶、碱性磷酸酶、谷氨酰转肽酶、总蛋白、白蛋白、球蛋白、白球比值、胆红素、胆汁酸等。

5. 肾功能　是指肾脏排泄体内代谢废物，维持机体钠、钾、钙等电解质的稳定及酸碱平衡的功能，肾功能检查包括血肌酐、血尿素氮、血及尿 β_2- 微球蛋白、尿白蛋白、尿免疫球蛋白 G、尿分泌型免疫球蛋白 A 等。

6. 空腹血糖水平　为糖尿病最常用的检测指标，反映胰岛 β 细胞功能，一般表示基础胰岛素的分泌功能。正常人的空腹血糖值为 3.9~6.1mmol/L。

7. 病毒性肝炎筛查　即乙肝五项检查，是用来判断是否感染乙肝，粗略估计病毒复制水平的初步检查，虽然项目少，检查简单，但是意义非常重要。乙肝五项检查指标分别是：表面抗原（HBsAg）、表面抗体（抗 HBs）、e 抗原（HBeAg）、e 抗体（抗 HBe）、核心抗体（抗 HBc）。

8. 梅毒血清抗体筛查。

9. 艾滋病（HIV）筛查。

（三）备查项目

1. 子宫颈细胞学检查　是筛查子宫颈癌早期病变的基本方法，可选用①巴氏涂片法：即子宫颈刮片，刮取子宫颈外口鳞－柱状上皮交界处细胞；②液基细胞涂片法：细胞刷伸入宫颈管达子宫颈外口上方 10mm 左右后在子宫颈管内旋转数圈；目前薄层液基细胞学检查

（TCT）在临床上广泛应用。1年内未查者需进行此项检查。

2. TORCH 筛查　分为 TORCH（IgM）五项和 TORCH 八项,前者又称为优生五项或致畸五项,英文缩写 TORCH,包括弓形虫（oxplasma, Tox）、风疹病毒（rubella virus, Rv）、巨细胞病毒（cytomegalo virus, Cmv）、单纯疱疹病毒（herpes simplex virus, HSV）、O 指"Other"其他。TORCH 病原微生物可以通过胎盘垂直传播,引起宫内感染,造成早产、流产、死胎或胎儿畸形;通过产道感染新生儿,造成新生儿多系统、多脏器损伤和智力障碍等不良结局。

3. 阴道分泌物检查（常规检查,及淋球菌、沙眼衣原体检查）　阴道分泌物为女性生殖道分泌的液体,主要来自宫颈腺体、前庭大腺,此外还包括子宫内膜和阴道的分泌物,可含有细菌、白细胞、宫颈及阴道脱落的上皮细胞等。进行阴道分泌物检查对于女性生殖系统感染、肿瘤的诊断、雌激素水平的判断以及性传播疾病等有一定的应用价值,还可用于判断阴道有无炎症,同时进一步诊断炎症的原因。

4. 甲状腺功能检测　甲状腺的生理功能主要为促进三大营养物质代谢,调节生长发育,提高组织的耗氧量,促进能量代谢,增加产热和提高基础代谢,当甲状腺功能紊乱时,会发生甲亢或甲减。通过检测甲状腺的各项指标评估孕产妇的甲状腺功能。

5. 口服葡萄糖耐量试验（oral glucose tolerance test, OGTT）　OGTT 是一种葡萄糖负荷试验,用以了解机体对葡萄糖代谢的调节能力,是糖尿病和低糖血症的重要诊断性试验。临床上主要用于诊断糖尿病（DM）、判断糖耐量异常（impaired glucose tolerance, IGT）、鉴别尿糖和低糖血症。在孕前检查中主要针对高危妇女。临床上多采用 WHO 推荐的 75g 葡萄糖标准 OGTT,分别检测空腹血糖和口服葡萄糖后 30 分钟、1 小时、2 小时、3 小时的血糖和尿糖。

6. 血脂水平检查　血脂是血液中各种脂质的总称,其中最重要的是胆固醇、甘油三酯、高密度脂蛋白和低密度脂蛋白。无论胆固醇含量增高,还是甘油三酯的含量增高,或是两者都增高,都统称为高脂血症。

7. 妇科超声检查　建议行经阴道超声检查。了解子宫形态、位置、有无畸形;卵巢的大小、形态、位置及窦卵泡计数;子宫内膜厚度、形态,有无增生、息肉及黏膜下肌瘤等;双侧输卵管是否有增粗、积液等;是否合并子宫肌瘤、子宫内膜异位症、卵巢囊肿、实质性肿块等。

8. 心电图检查　心脏在每个心动周期中,由起搏点、心房、心室相继兴奋,伴随着生物电的变化,通过心电描记器从体表引出多种形式的电位变化的图形（简称 ECG）。心电图是心脏兴奋的发生、传播及恢复过程的客观指标,是冠心病诊断中最早、最常用和最基本的诊断方法。

9. 胸部 X 线检查　一般所说的胸部 X 线检查是指胸部透视检查,主要用于检查诊断肺部疾病、心脏的大小、肋骨、胸膜、胸壁纵隔、支气管等。

（四）男性检查项目

出生队列研究以家庭为研究对象,为保证数据的完整性,通常需要同时采集男性的临床检查数据。检查项目主要包括:

1. 常规体格检查　主要包括头颈部、胸部、腹部、四肢常规检查以及心肺听诊、血压、心率、体质量指数等。

2. 精液常规检查　主要包括外观、pH、白细胞、液化时间、精液量、精子总数、精子活率、精子活力、精子密度、精子形态等[5]。

3. 健康检查　主要包括血常规、血型、尿常规、病毒性肝炎、梅毒、艾滋病筛查等检查。

二、辅助生殖人群出生队列孕前临床数据采集

辅助生殖人群的孕前临床检查是通过评估计划妊娠夫妇的身体情况,探寻生育障碍的原因,从而有针对性地选择适宜的辅助生殖方案,提高辅助生殖成功率[6-8]。

（一）病史收集

病史收集主要包括既往史、月经史、婚姻史、生育史、个人史、家族史。

1. 既往史　主要了解有无性传播疾病、生殖器炎症和结核病,有无肝脏疾病和肾脏疾病,有无其他内分泌或代谢性疾病,有无可能影响生殖功能的既往手术史及药物史,有无药物过敏史,有无腮腺炎等病毒感染史。

2. 月经史　包括月经初潮的年龄、月经周期及经期持续时间、月经量、月经的颜色、有无血块;有无痛经、痛经严重程度、有无进行性痛经、末次月经的时间;有无排卵期出血、月经量突然减少、月经淋漓不尽、同房后出血、黄体期缩短等异常症状。如果有月经周期改变,记录发生时间,及是否伴随减重、精神应激等病史。

3. 婚姻史　主要包括婚次及每次结婚年龄,是否近亲结婚（直系血亲及三代旁系血亲）,每次婚姻中男女双方健康状况,夫妇是否两地分居,有无性生活障碍。

4. 生育史　包括足月产、早产及流产次数以及现存子女数。记录分娩方式,新生儿出生情况,有无产后出血或产褥感染,尤其注意既往有无缺陷儿出生史。询问人工流产或自然流产及妊娠终止时间,有无绒毛染色体检查结果,异位妊娠或葡萄胎及治疗方式,生化妊娠史,末次分娩或流产日期;曾采用何种避孕措施,何时停止避孕,有无性交痛,有无阴道炎、盆腔炎史,炎症类型和治疗情况。

5. 个人史　主要了解患者的生活和居住情况,包括出生地和居住地区、从事职业,有无腮腺炎等病毒感染史、不良环境暴露史、冶游史、烟酒嗜好、吸毒史等,有无重大精神刺激、精神抑郁史,生活方式是否发生改变,有无药物减重史,有无饲养宠物等。

6. 家族史　重点了解夫妻双方有无家族遗传性疾病（如血友病、白化病等）,可能与遗传有关的疾病（如糖尿病、高血压、乳腺癌、卵巢癌等）、传染病、免疫性疾病以及其他家族聚集性疾病病史。

（二）体格检查

1. 全身检查　测量体温、脉搏、呼吸、血压、体质量及身高,也应注意第二性征的发育情况,主要包括毛发分布、体质量,并注意体态特征有无异常,有无多毛/痤疮,有无突眼、甲状腺肿大,有无肢端肥大,挤压乳房时有无溢乳等。

2. 腹部检查　腹部有无脂肪堆积,有无手术瘢痕、压痛、反跳痛和肌紧张。能否扪及肿块。如果有肿块,需要了解大小、形状、质地、活动度、是否光滑、有无压痛等;有无鼓音或移动性浊音。

3. 妇科检查　应注意内外生殖器的发育,有无畸形、炎症或包块等,检查结束后应将检查结果按解剖部位先后顺序记录:

（1）外阴:发育情况及婚产式（已婚未产或经产）。有异常发现时,应详加描述。

（2）阴道：是否通畅，黏膜情况，分泌物量、色、性状及有无气味。

（3）宫颈：大小、硬度、有无糜烂样改变、撕裂、息肉、腺囊肿、有无接触性出血、举痛及摇摆痛等。

（4）宫体：位置、大小、硬度、活动度、表面是否平整、有无突起、有无压痛等。

（5）附件：有无块物、增厚或压痛。若扪及块物，记录其位置、大小、硬度、表面光滑与否、活动度、有无压痛及与子宫及盆腔关系，左右两侧情况分别记录。

（三）辅助检查

辅助检查重点包括卵巢功能检查、输卵管畅通试验、腹腔镜检查、宫腔镜检查、外周血染色体检查、免疫学检查等。

1. 卵巢功能检查 了解卵巢储备功能、排卵情况及黄体功能状态，主要检查方法有：基础体温测定；经阴道 B 超测量储备卵泡数目、卵巢体积，动态监测卵泡发育及有无排卵；月经第 2~3 天的基础血清性激素检查及抗苗勒试管激素检查，包括促卵泡生成素（FSH）、促黄体生成素（LH）、雌二醇（E_2）、睾酮（T）、孕酮（P）、催乳素（PRL）和 AMH，排卵前后血清 LH 或尿 LH 峰监测，以及排卵后一周孕酮检测。

2. 输卵管畅通试验 常用检查方法包括输卵管通液术；子宫输卵管碘油造影（HSG）；B 超下子宫输卵管造影；宫腔镜下输卵管插管通液术；腹腔镜下输卵管通液术。

3. 腹腔镜检查 可直视观察盆腔粘连和盆腔子宫内膜异位症，盆腔生殖器官的发育有无畸形；也可直视下观察输卵管是否通畅，伞部功能是否粘连或发育异常等。

4. 宫腔镜检查 可直视下检查子宫腔内情况，对子宫内膜息肉、内膜增生、黏膜下小型子宫肌瘤、宫腔粘连、宫腔疤痕、宫腔不全纵隔、内膜钙化等的诊断直观有效，并可以同时治疗。必要时与腹腔镜同时进行。

5. 外周血染色体检查 对不良妊娠史，如复发流产或胚胎停育、葡萄胎病史、死胎、畸胎、子代发育异常等异常生育史者；以及原发性闭经或生殖器官发育异常者，了解有无染色体疾病。

6. 免疫学检查 对原因不明不孕，应行女方抗精子抗体及抗心磷脂综合征相关抗体等免疫学检查，排除免疫因素引起的不孕。

（四）体外受精术前检查

上述检查完成后，根据诊断符合适应证可进行体外受精与胚胎移植（IVF-ET）的夫妇需进行一系列术前检查。

1. 女方检查 主要包括常规体格检查和妇科检查；不孕症病因学相关检查如子宫输卵管碘油造影（HSG）等；生殖内分泌检查，月经第 2~3 天的基础血清性激素检查，包括 FSH、LH、E_2、T、P 和 PRL 等；重要系统功能检查，血常规、血型、尿常规、生化全套（包括肝功能、肾功能、血脂）、甲状腺功能五项、心电图、胸片、经阴道 B 超检查等；感染性疾病或性传播疾病的检查，生殖道支原体、衣原体检查，TORCH 相关感染、病毒性肝炎、梅毒、艾滋病等检查；遗传性疾病的检查如外周血染色体等检查。

2. 男方检查 主要包括常规体格检查和男科内外生殖器体检；精液常规、精子畸形率、精子 DNA 碎片（DFI）和 AZF 等检查；健康检查及病原学检查，血常规、生化全套（包括肝功能、肾功能、血脂）、血型、尿常规、病毒性肝炎、梅毒、艾滋病等检查；遗传性疾病的检查如外周血染色体等检查。

第二节　孕期临床数据采集

孕期临床检查是在特定时间针对特定目的,系统提供的一系列产前检查项目。孕期检查的时间由检查目的决定。合理的孕期检查次数及检查项目不仅能保证孕期保健的质量,也可节省医疗卫生资源。WHO(2016 年)发布的孕期保健指南[9],将产前检查次数增加到8 次,分别为:妊娠 <12 周、20 周、26 周、30 周、34 周、36 周、38 周和 40 周。根据目前我国孕期保健的现状和产前检查项目的需要,中华医学会妇产科学分会产科学组编制的《孕前和孕期保健指南(2018)》[1]推荐的产前检查孕周分别为:妊娠 6~13 周 +6,14~19 周 +6,20~24 周,25~28 周,29~32 周,33~36 周,37~41 周。共 7~11 次。有高危因素者,酌情增加次数。

出生队列研究中,我们一般采集孕早期(首次产检,妊娠 10~14 周)、孕中期(妊娠22~26 周)和孕晚期(妊娠 30~34 周)的临床检查数据。进入孕期后辅助生殖和自然妊娠孕产妇临床检查程序一致,本节将统一描述。

一、孕早期临床数据采集

出生队列研究中,孕早期临床数据的采集主要来源于孕产妇的首次产检,时间一般与孕产妇建立孕期保健手册的时间一致,即妊娠 10~14 周。

(一)常规保健

1. 建立孕期保健手册。

2. 询问末次月经,确定孕周,推算预产期。

3. 孕期高危因素。孕产史(特别是不良孕产史如流产、早产、死胎、死产史),有无胎儿畸形或幼儿智力低下史,生殖道手术史,孕前准备情况,孕妇及配偶的家族史和遗传病史。注意有无妊娠合并症,如:慢性高血压、心脏病、糖尿病、肝肾疾病、系统性红斑狼疮、血液病、神经和精神疾病等,及时请相关学科会诊,不宜继续妊娠者应告知并及时终止妊娠;高危妊娠继续妊娠者,评估是否转诊。本次妊娠有无阴道出血,有无可能致畸的因素。

4. 全面体格检查,包括心肺听诊,测量血压、体质量,计算 BMI。

5. 常规妇科检查(孕前 3 个月未查者)。

6. 胎心率测定(多普勒听诊,妊娠 12 周左右)。

7. 妊娠结局数据采集　包括妊娠结局、妊娠合并症以及孕期其他疾病诊疗情况等。

(二)必查项目

1. 血常规。

2. 尿常规。

3. 血型(ABO 和 Rh 血型)。

4. 肝功能。

5. 肾功能。

6. 空腹血糖水平。

7. 病毒性肝炎筛查[10,11]。

8. 梅毒血清抗体筛查。

9. HIV 筛查[12]。

10. 其他检查 如地中海贫血筛查（针对广东、广西、海南、湖南、湖北、四川、重庆等地区）。

11. 超声检查 在孕早期（妊娠6~8周）行超声检查，以确定是否为宫内妊娠及孕周、胎儿是否存活、胎儿数目、子宫附件情况。

（三）备查项目

1. 丙型肝炎（HCV）筛查。

2. 抗 D 滴度检测（Rh 血型阴性者）。

3. 75g OGTT（高危孕妇）。

4. 甲状腺功能检测。

5. 血清铁蛋白（血红蛋白 <110g/L 者）。

6. 结核菌素（PPD）试验（高危孕妇）。

7. 子宫颈细胞学检查（孕前 12 个月未检查者）。

8. 子宫颈分泌物检测淋球菌和沙眼衣原体（高危孕妇或有症状者）。

9. 细菌性阴道病（BV）的检测（有症状或早产史者）。

10. 胎儿染色体非整倍体异常的孕早期（妊娠 10~13 周 +6）母体血清学筛查妊娠相关血浆蛋白 A（PAPP-A）和游离（β-hCG）。注意事项：空腹；超声检查确定孕周；确定抽血当天的体质量。

11. 超声检查 妊娠 11~13 周 +6 测量胎儿颈部透明层（nuchal translucency，NT）的厚度；核定孕周；双胎妊娠还需确定绒毛膜性质。NT 的测量按照英国胎儿医学基金会标准进行（超声医师需要经过严格的训练并进行质量控制）。高危者，可考虑绒毛活检或羊膜腔穿刺检查。

12. 绒毛穿刺取样术（妊娠 10~13 周 +6，主要针对高危孕妇）。

13. 心电图检查。

二、孕中期临床数据采集

出生队列研究中，孕中期临床数据的采集主要来源于孕产妇的 22~26 周产检的各项检查数据。

（一）常规保健

1. 询问胎动、阴道出血、饮食、运动情况等。

2. 体格检查 包括血压、体质量，评估孕妇体质量增加是否合理；子宫底高度；胎心率测定。

3. 妊娠结局数据采集 包括妊娠结局、妊娠合并症以及孕期其他疾病诊疗情况等。

（二）必查项目

1. 胎儿系统超声筛查（妊娠 20~24 周），筛查胎儿的严重畸形。

2. 血常规。

3. 尿常规。

4. 肝功能。

5. 肾功能。

6. 空腹血糖水平。

7. GDM 筛查 直接行 75g OGTT,其正常上限为空腹血糖水平为 5.1mmol/L,1 小时血糖水平为 10.0mmol/L,2 小时血糖水平为 8.5mmol/L。孕妇具有 GDM 高危因素或者医疗资源缺乏的地区,建议妊娠 24~28 周首先检测空腹血糖(FPG)。具体参考中华医学会《妊娠合并糖尿病诊治指南(2014)》。

（三）备查项目

1. 经阴道超声测量子宫颈长度,进行早产的预测。

2. 抗 D 滴度检测(Rh 血型阴性者)。

3. 子宫颈分泌物检测胎儿纤连蛋白(fFN)水平(子宫颈长度为 20~30mm 者)。

三、孕晚期临床数据采集

出生队列研究中,孕晚期临床数据的采集主要来源于孕产妇的 30~34 周产检。

（一）常规保健

1. 询问胎动、阴道出血、宫缩、饮食、运动情况等。

2. 体格检查 包括血压、体质量,评估孕妇体质量增加是否合理。子宫底高度;胎心率测定。

3. 胎位检查。

4. 妊娠结局数据采集 包括妊娠结局、妊娠合并症以及孕期其他疾病诊疗情况等。

（二）必查项目

1. 血常规。

2. 尿常规。

3. 肝功能。

4. 肾功能。

5. 空腹血糖水平。

6. 超声检查:胎儿生长发育情况、羊水量、胎位、胎盘位置等。

（三）备查项目

1. 妊娠 32~34 周肝功能、血清胆汁酸检测 妊娠期肝内胆汁淤积症高发病率地区的孕妇。

2. 妊娠 32~34 周后可开始电子胎心监护 无应激试验(NST)检查(高危孕妇)。

3. 心电图复查(高危孕妇)。

第三节　分娩期临床数据采集

出生队列研究中,分娩期主要记录分娩期的病历记录,收集孕产妇分娩以及新生儿的各项信息。

一、孕产妇分娩信息

1. 孕周。
2. 体格检查　体温;脉搏;呼吸;血压;身高;体质量;心率。
3. 分娩方式。
4. 羊水　记录羊水的颜色以及羊水量。
5. 孕产妇术中情况　重点记录术中血压变化、出血量、邻近脏器损伤以及羊水栓塞等。
6. 孕产妇术后并发症　产褥期感染、发热、产后伤口愈合情况、剖宫产术后晚期出血情况、盆腔下肢静脉血栓栓塞、肠粘连、尿潴留等。
7. 其他。

二、新生儿情况

1. 性别。
2. 出生体质量。
3. 1 分钟 /5 分钟 Apgar 评分　Apgar 评分是孩子出生后立即检查身体状况的标准评估方法[13-16]。在孩子出生后,根据皮肤颜色、心搏速率、呼吸、肌张力及运动、反射五项体征进行评分。满 10 分者为正常新生儿,评分 7 分以下的新生儿考虑患有轻度窒息,评分在 4 分以下考虑患有重度窒息。大部分新生儿的评分多在 7~10 分之间,新生儿 Apgar 评分标准详见表 3-1。

表 3-1　新生儿 Apgar 评分标准

体征	评分标准			评分	
	0	1	2	1分钟	5分钟
皮肤颜色	青紫或苍白	身体红,四肢青紫	全身红		
心率(次/分)	无	<100	>100		
弹足底或插鼻反应	无反应	有些动作,如皱眉	哭,鼻涕		
肌张力	松弛	四肢略屈曲	四肢活动		
呼吸	无	慢,不规则	正常,哭声响		

4. 新生儿出生结局　主要记录新生儿的出生结局情况,如疾病诊断、用药种类剂量、出生缺陷等。

5. 异常情况记录　记录新生儿是否出现黄疸、呼吸窘迫、颅内出血等特殊情况。

6. 疾病筛查　重点记录新生儿是否存在出生缺陷[17],以及各类新生儿筛查结果(听力筛查;先天性甲状腺功能低下症(CH)筛查;苯丙酮尿症(PKU)筛查;葡萄糖 –6- 磷酸脱氢酶(G6-PD)缺乏症筛查;镰刀状红细胞贫血症 / 血红蛋白病筛查;先天性肾上腺皮质增生症筛查等)。

第四节　子代临床数据采集

出生队列研究中,子代的信息收集是大数据库的重要组成部分。其中临床数据采集主要来源于儿童健康体检。儿童健康体检是儿童保健措施中非常重要的组成部分,它能够及时了解儿童的营养、生长、发育情况,及早发现疾病和异常情况,进行预防和治疗,促进儿童的健康成长[18]。

儿童生长发育是一个连续过程,由不同的发育阶段组成。根据这些阶段的特点以及生活、学习环境的不同,可将儿童的生长发育过程划分成几个年龄期:婴儿期、幼儿期、童年期、青春期。其中 0~36 月龄的婴幼儿时期是人类生命周期的起始阶段,是儿童发展的关键性阶段,其生长发育状况能为今后阶段的健康状况打下坚实的基础,对其成年期慢性退行性疾病的发生和发展也会产生深远影响。因此,0~36 月龄也是出生队列子代数据采集的黄金时期,结合流行病学研究方法,我们通常设置临床数据采集阶段为:子代 42 天、子代 6 个月,子代 12 个月以及子代 36 个月[18](表 3-2)。

表 3-2　某大型出生队列子代随访临床数据采集概述

年龄	体检时间	数据采集内容
婴儿期	42 天	主要包括一般生长发育、体格检查、神经心理行为发育评估、疾病诊疗记录以及辅助检查等信息
	6 个月	
幼儿期	12 个月	
	36 个月	

生长监测和定期健康检查是儿童保健的重要工作内容。生长监测是定期连续测量个体儿童的体格发育指标,结合儿童生活史分析儿童营养状况及生长发育状况的过程。定期健康检查包括询问个人史及既往史、体格测量及评估、全身各系统检查,常见疾病及生长发育相关疾病的辅助诊断检测[18]。因此在出生队列子代临床数据采集中,我们主要记录婴幼儿的一般生长发育、体格检查、神经心理行为发育评估、疾病诊疗记录以及辅助检查等信息。

一、常用体格生长指标

1. 身长／身高　身高是指从头顶到足底的垂直高度,是头部、脊柱与下肢长度的总和。常被用以表示全身生长的水平和速度,也是反映骨骼发育的重要指标。3 岁以下婴幼儿应采用仰卧位测量,称为身长(图 3-1);3 岁以后用立位测量,称为身高(图 3-2)。

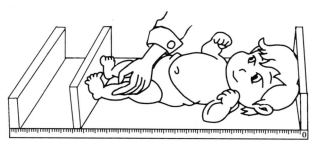

图 3-1　身长的测量方法

2. 体质量　体质量是指人体各器官、组织、体液的总重量,在一定程度上代表骨骼、肌肉、皮下脂肪和内脏重量及其增长的综合情况,是反映体格生长和营养状况的重要指标,也是临床计算补液量和给药量的重要依据。其测量方法在不同年龄有所不同,通常在婴儿期多为卧位测量,1 岁时为坐位测量,3 岁及以上为立位测量(图 3-3)。

3. 头围　自眉弓上缘经枕后结节绕头一周的长度为头围。头围表示颅骨及脑的大小与发育程度,是反映学前儿童脑发育的重要指标,也是脑积水、小头畸形等的主要诊断依据。头围测量在 2 岁以下最有价值,头围过小提示脑发育不良,过大则提示可能为脑积水(图 3-4)。

4. 胸围　为平乳头下缘水平经肩胛骨角下缘绕胸一周的长度,表示胸廓的容积,反映胸廓、胸肌、背肌、脂肪层和肺的发育情况,在一定程度上表明身体形态及呼吸器官的发育情况(图 3-5)。

5. 腹围　平脐(小婴儿取剑突与脐之间的中点)水平绕腹一周的长度。2 岁前胸围与腹围大约相等,2 岁后腹围较胸围小。腹围异常增大多提示腹水及消化道先天畸形(如先天性巨结肠)等。

6. 上臂围　沿肩峰与尺骨鹰嘴连线中点的水平绕上臂一周长度。代表上臂骨骼、肌肉、皮下脂肪和皮肤的发育水平,反映婴幼儿的营养状况(图 3-6)。

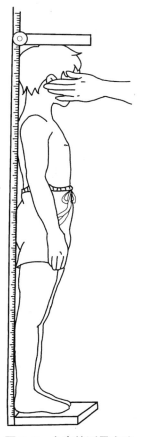

图 3-2　身高的测量方法

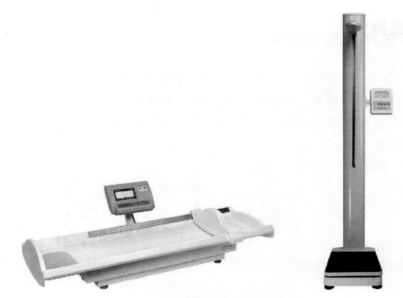

图 3-3 体质量的测量仪器示例

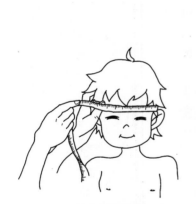

图 3-4 头围的测量方法

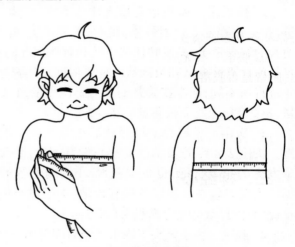

图 3-5 胸围的测量方法

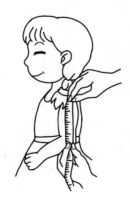 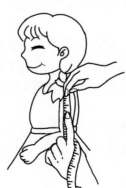 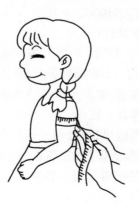

图 3-6 上臂围的测量方法

二、体格检查

1. 一般情况　观察婴幼儿的精神状态、面容、表情和步态。

2. 皮肤　有无黄染、苍白、发绀（口唇、指趾甲床）、皮疹、出血点、瘀斑、血管瘤，颈部、腋下、腹股沟、臀部等皮肤褶皱处有无潮红或糜烂。

3. 淋巴结　全身浅表淋巴结的大小、个数、质地、活动度、有无压痛。正常人体浅表淋巴结很小，直径多在 0.5cm 以内，表面光滑、柔软，与周围组织无粘连，亦无压痛。

4. 头颈部　前囟闭合情况、前囟大小及张力、颅缝闭合与否，有无方颅、颅骨软化，有无特殊面容、颈部活动受限或颈部包块。

5. 眼　外观有无异常，有无结膜充血和分泌物，眼球有无震颤、婴儿是否有注视、追视等情况。

6. 耳　外观有无异常，耳道有无异常分泌物。

7. 鼻　外观有无异常，有无异常分泌物。

8. 口腔　有无唇腭裂，口腔黏膜有无异常。扁桃体是否肿大，乳牙数、有无龋齿及龋齿数。

9. 胸部　胸廓外形是否对称，有无漏斗胸、鸡胸、肋骨串珠、肋软骨沟等，心脏听诊有无心律不齐及心脏杂音，肺部呼吸音有无异常。

10. 腹部　有无腹胀、疝、包块、触痛，检查肝脾大小，新生儿检查脐部有无红肿，有无渗出，脐带是否脱落。

11. 脊柱四肢　脊柱有无侧弯或后突，四肢是否对称，有无畸形，有无髋关节发育不良。

12. 外生殖器　睾丸位置及大小、有无先天畸形、鞘膜积液、异常包块。

13. 神经系统　四肢活动对称性、活动度、肌力、肌张力和神经反射。

三、神经心理行为发育评估

0~36 个月婴幼儿正处于不断发育及生长发育的动态平衡中，是神经心理发育如感知、运动、语言、思维和社会交往能力发育较快时期，不同年龄阶段有不同特点。在这一时期通过对儿童的神经心理发育水平进行定期评估和测试，可以衡量儿童的神经心理发育水平是否正常，或者是否偏离正常以及偏离的程度；检测发育过程中存在的问题和缺陷的原因；筛查和诊断儿童发育行为障碍，比如发育迟缓、孤独症谱系障碍、运动障碍、语言发育障碍等等；评价实施干预、训练等治疗后的效果和预后。目前临床上广泛使用的评价方法有两类，一类是筛查量表，一类是诊断量表。出生队列子代随访常用量表详见表 3-3。

1. ASQ 发育筛查系统　ASQ 系统是一系列用以筛查和监测 1 个月至 5 岁儿童发育状况的调查问卷表。该调查问卷表的结果可判定该儿童发育状况是否和其年龄水平相符以及是否须由当地早期干预 / 儿童早期特殊教育机构做进一步评估以判定是否需要特殊服务。主要包括 ASQ-3（ages and stages questionnaire-third edition）和 ASQ-SE（ages & stages questionnaires®: social-emotional）。其中 ASQ-3 可针对幼儿在沟通、粗大动作、精细动作、问题解决以及个人 - 社交技能等方面的发育状况做筛查。ASQ-SE 则针对幼儿社会情感发展，心理健康水平做筛查[19, 20]。

表3-3 出生队列子代随访常用量表

类型	名称	特点
筛查	ASQ,年龄与发育进程问卷	由父母自主填写,父母可能会对自己的孩子评价过高
	DDST,丹佛发育筛查测试	"异常""可疑""正常""无法解释"4类评价等级,不能反映随访过程中婴幼儿发展的"细微"变化程度,可能导致家长依从性差,较难获得连续监测资料
	贝莉Ⅲ筛查量表	适用年龄为0~42个月,对认知、语言理解、语言表达、精细运动、大运动五个维度进行评价,评分为存在风险(at risk)、边缘(emerging)和无明显异常(competent)三个等级。因其测试项目由医生完成,且耗时短,较适用于队列研究的婴幼儿随访
诊断	0~6岁小儿神经心理测验(儿心量表)	国内广泛应用,效果及口碑较好,但其应用性目前尚未被国际学者广泛接受
	Gesell发育量表	耗时长,用于临床诊断,不适于快速筛查及大规模流行病学研究,1985年及1992年修订
	贝莉Ⅲ诊断量表	测试项目较多,耗时长,用于临床诊断,不适于快速筛查及大规模流行病学研究

2. DDST,丹佛发育筛查测试 丹佛发育筛查量表(Denver developmental screening test,DDST)适用于0~6岁儿童的发育筛查,是儿童神经行为发育筛查最常用的方法,可以及早发现问题,并作为儿童发育的指标,使父母根据儿童的年龄给予适当的环境刺激,并设计未来的训练计划。包括个人-社会、精细动作-适应性、言语、大动作4个能区。大部分由测试者现场操作,少部分通过询问家长获得。结果分为正常、可疑、异常及无法判断4个等级,1982年进行国内标准化[21-23]。

3. 贝莉Ⅲ筛查量表 贝莉Ⅲ筛查量表(Bayley scale of infant and toddler development-3rd edition-screening test,Bayley-Ⅲ screening test)在2006年由Pearson公司出版,由BSID-Ⅲ诊断量表简化修订。适用年龄为0~42个月,对认知、语言理解、语言表达、精细运动、大运动五个维度进行评价,评分分为存在风险(at risk)、边缘(emerging)和无明显异常(competent)三个等级。因其测试项目由医生完成,且耗时短,较适用于队列研究的婴幼儿随访[24,25]。

4. 0~6岁小儿神经心理测验(儿心量表) 0~6岁小儿神经心理测验(儿心量表)是首都儿科研究所编制的神经心理发育检查表,于2016年进行最新标准化。儿心量表对儿童进行大运动、精细运动、适应能力、语言、社会行为等5个能区检测。该量表不仅可以用发育商来评价孩子的智能发育速率,也可用智龄来表明其发育水平,为智能超常或发育迟缓提供了可靠的早期诊断依据[26,27]。

5. Gesell发育量表 Gesell发育量表是美籍小儿科医生和心理学家盖泽尔通过数十年对婴幼儿行为系统的观察,于1940年编制了婴幼儿发育量表。此表使用的测量项目比较实际,基本反映了婴儿的重要行为表现。盖泽尔量表适用于出生后4周到3.5岁的婴幼儿。测试领域有运动、适应性行为、语言和个人-社交行为[28]。

6. 贝莉Ⅲ诊断量表 贝莉婴幼儿诊断量表(Bayley scales of infant development,简称BSID)系由美国心理学家Nancy Bayley经过几十年的努力,综合了格赛尔(Gesell)等量表的优点,经过对数千名婴幼儿测验,所研制出来的一套评定婴幼儿行为发展的工具,已成为国际通用的婴幼儿发展量表之一。现在国际通用的为第三版,即 Bayley-Ⅲ。其对于婴幼儿的评估分为五大领域:认知、语言、身体动作、社会性情绪、适应行为[29,30]。

四、疾病诊疗记录

主要记录婴幼儿的每次诊疗情况,如疾病诊断、用药种类剂量、出生缺陷等。

五、辅助检查

1. 血红蛋白或血常规检查　一般 6~9 月龄儿童检查一次,1~6 岁儿童每年检查一次,血红蛋白正常值范围:6 个月 ~6 岁 Hb>110g/L(表 3-4)。

表 3-4　婴幼儿贫血的诊断分级

贫血的诊断 / 分度	血红蛋白含量
轻度	>90g/L
中度	>60g/L
重度	>30g/L
极重度	<30g/L

2. 听力筛查　新生儿听力筛查通过的儿童在 6 月龄、12 月龄、24 月龄、36 月龄各进行一次听力筛查。有高危因素者,采用筛查型耳声发射仪及便携式听觉评估仪进行听力筛查;无高危因素者,运用听觉行为观察法或便携式听觉评估仪进行听力筛查。

3. 视力筛查　通过定期视力检查和屈光筛查,了解儿童视力发育程度,筛查出视力不良和屈光偏离的儿童,早期发现弱视、斜视和其他眼发育的先天异常。

4. 其他检查　可根据儿童具体情况开展尿常规、膳食营养分析等检查项目。

第五节　临床信息采集途径

在大型队列研究中,相比通过个体自报的方式,利用个体唯一识别码(身份证号或社保卡号等)与医院信息系统或当前正在运行的各类常见监测系统中形成的资料或数据库进行匹配,获取队列成员的临床检查结果和结局(如发病和死亡事件等)信息,也是队列研究随访的重要方法之一。

一、医院信息系统

出生队列临床数据的采集主要来源于医院信息系统(hospital information system, HIS),

即利用计算机软硬件技术、网络通讯技术等现代化手段,对医院及其所属各部门在人力资源、物资流动、财务收支等方面进行综合管理,对在医疗活动各阶段产生的数据进行采集、存储、处理、提取、传输、汇总,最后加工成各种信息,从而为医院整体运行提供全面、自动化管理及各种服务的信息系统,是现代化医院建设中不可缺少的基础设施与支撑环境。因此,全面了解医院现有信息系统的基本内容框架、功能和运行方式,有助于将队列建设更好地融合到医院日常诊疗工作中,实现队列信息系统(详见第七章)与医院信息系统的合理对接,从而降低队列建设的工作负担,提升队列建设的效率与质量。因此,本节将对医院信息系统做简要介绍。

（一）常规组成和主要功能

医院信息系统主要划分为以下五大部分:

1. 临床诊疗部分　通常由门诊医生工作站、住院医生工作站、护士工作站、临床检验系统(LIS)、医学影像系统(PACS)、手术室麻醉系统、电子病历系统(EMR)等组成。临床诊疗部分的系统架构能够为队列提供患者入院、出院、门诊等时间信息,疾病诊断信息,以及必要的临床实验室检查检测指标数据。

2. 药品管理部分　一部分是药库、药房及发药等进货、销售、存储管理;另一部分是临床部分,主要包括:合理用药的各种审核,用药咨询、教育与服务;第三部分是药价监控管理部分,其中包括:药价调整、利润分析、统计报表等。药品管理部分的系统架构能够为队列提供纳入成员的药品使用情况,包括使用药品的品类、剂量、次数等数据。

3. 费用管理部分　费用管理部分属于医院信息系统中最基本部分,与医院中所有发生费用的部门有关,处理的是整个医院中各有关部门产生的费用数据,并将这些数据整理、汇总、传输到各自的相关部门,供各级部门分析、使用并为医院的财务与经济收支情况统计服务,主要包括:门急诊挂号,门急诊划价收费,住院病人入院、出院、转院,卫生材料、物资及设备,科室核算以及财务核算等费用管理。费用管理部分的系统架构能够为队列成员在常规就诊过程,整合其因加入队列而额外需要的检查、检测项目,并且对相关项目的完成情况和费用结算等进行统计。对于队列建设和患者就诊过程的整合具有重要作用。

4. 综合管理与统计分析部分　综合管理与统计分析部分主要包括病案的统计分析、管理,并将医院中的所有数据汇总、分析、综合处理供领导决策使用,主要包括:病案管理、医疗统计、查询与分析、咨询服务等。这一部分最能反映医院现代化管理的手段和管理的水平。全程数字化跟踪与控制是综合管理的目标,统计分析是现代化医院管理决策的基础。综合管理与统计分析部分的系统架构能够对医院内队列建设情况和进展进行简要汇总,及时了解存在的问题,确保队列建设的质量和水平。

5. 外部接口部分　随着社会的发展及各项改革的进行,医院信息系统已不是一个独立存在的信息系统,它必须考虑与社会上相关系统互连问题。因此,医院信息系统必须提供与医疗保险系统、社区医疗系统、远程医疗系统与上级卫生主管部门的接口。外部接口部分的系统架构能够为在未来更多地整合队列成员的不同数据渠道的数据提供便利,也为队列的信息化平台和医院信息系统的各阶段随访对接提供无限可能。

（二）数据导出

与队列各阶段匹配的临床数据所在的系统主要包括:电子病历系统、LIS系统等,参考导出方法:

1. 数据安全协议   在开始医院信息系统数据的导出工作前,队列负责人和医院负责人应当签订数据安全责任书,安全责任书中应说明数据导出的详细流程、可能出现的数据安全风险及预防措施、法律责任等。队列负责人、数据负责人和相关工作人员应当签署保密协议书,其中应规定保密内容、保密工作流程及法律责任。未签署过保密协议的人员,不得参与数据导出工作。

2. 发出申请   队列数据负责人根据项目需求,提供变量需求列表(包括队列待导出变量及变量说明)和成员需求列表(待导出信息成员列表)。成员列表中应当包括成员唯一识别码(身份证号或社保卡号等)、姓名缩写(用于核对)及利用随机数发生器生成的中转掩码,中转掩码由数据负责人利用随机数生成软件,为每个成员生成,该中转掩码无法逆向运算到该成员的身份证,且生命周期仅为本次数据导出工作。

3. 传递申请   需求文件应当由队列数据负责人直接传递到医院负责人处。需求文件必须加密传递,并设置合适的接收回执机制。若邮件发送,密码与文件必须分两份邮件发送;若U盘拷贝并由工作人员转交医院负责人,则密码应由数据负责人直接告知医院负责人,不得保存在该U盘中,且应当在传递后删除U盘文件。

4. 数据导出   医院负责人根据院内相应系统的索引变量情况决定保密传输方式,如果待导出变量所在系统中有成员身份证号,医院负责人根据成员身份证号匹配,导出系统中的对应变量,生成队列导出变量数据库;在核对无误后将数据库中的成员身份证号删除,只保留中转掩码;如果待导出变量所在系统中没有成员身份证号,医院负责人首先在院内根据成员身份证号匹配相应的系统识别号(如住院号、影像学号、病历号,等等),导出待导出变量所在系统的成员识别号,生成队列待导出信息成员识别号,根据成员识别号匹配,导出系统中的对应变量,生成导出数据库,在核对无误后,将数据库中的成员识别号和身份证号删除,只保留中转掩码。由于此时数据库中唯一索引变量是中转掩码,应当提醒医院负责数据导出人员谨慎使用排序、筛选等功能。

5. 数据回传   需求文件应当由医院负责人直接传递到队列数据负责人处。需求文件必须加密传递,并设置合适的接收回执机制。若邮件发送,密码与文件必须分两份邮件发送;若U盘拷贝并由工作人员转交队列数据负责人,则密码应由医院负责人直接告知数据负责人,不得保存在该U盘中,且在传递后应当删除U盘文件。由于传递过程中,记录仅依赖中转掩码索引,而光靠中转掩码无法识别队列成员,故即便出现信息泄露,也无法追踪到某一个患者的身份证号等隐私信息。

6. 数据导入   队列数据负责人获得数据后,根据发出时的成员需求列表中中转掩码和身份证编号的映射关系,将获得的变量信息导入到出生队列数据库中。

7. 数据安全清理   导出完成后,数据负责人将成员需求列表谨慎保存,作为紧急情况下的数据溯源依据;销毁邮件或U盘中的数据,并销毁自己所保存的成员需求列表;销毁过程应当形成清单文件以备稽查。

二、常见监测系统

临床信息的获取途径除了医院信息系统外,各类监测系统也是获取队列成员结局(如发病和死亡事件等)信息的重要途径。常见的各类监测或数据系统包括:中国妇幼卫生监测系统,全民基本医疗保险系统,出生缺陷登记系统,疾病预防控制系统的全死因监测系统,肿瘤登记系统,公安户籍管理系统,民政(殡葬)管理系统等。对于大型人群队列研究来说,相比于从医院信息系统中获取结局信息,利用现有的常规监测系统及其他数据库可以降低随访成本,快速、批量追踪研究对象并确定研究对象的结局发生情况,可以更有利于信息的质量控制。但各类监测系统建立的目的并非针对特定研究,监测系统所关注的结局及记录结局的方式和精度可能难以符合特定研究的要求。此外,不同监测系统数据格式的兼容性、数据完整性存在差异。因此,在利用这些系统的数据时,应注意整合、比对不同来源的数据,保证数据完整可靠。当研究所关注结局未纳入监测系统或监测系统难以符合数据质量要求时,就需要针对具体研究采用特定方法对研究对象进行随访和监测。

参 考 文 献

[1]漆洪波,杨慧霞.期待我国的孕前和孕期保健检查走向规范化[J].中华妇产科杂志,2011,46(2):81–83.

[2]尹顺英.产前检查对高危妊娠筛查的意义[J].实用妇科内分泌杂志:电子版,2015(05):11–14.

[3]中华医学会妇产科学分会产科学组.孕前和孕期保健指南(2018)[J].中华妇产科杂志,2018,53(1):7–13.

[4]谢幸,孔北华,段涛.妇产科学[M].9版.北京:人民卫生出版社,2018:48.

[5]谷翊群,等译.世界卫生组织编.世界卫生组织人类精液检查与处理实验室手册[M].北京:人民卫生出版社,2011.

[6]中华医学会.临床技术操作规范助理辅助生殖技术和精子库分册[M].北京:人民军医出版社,2010:24.

[7]黄荷凤.实用人类辅助生殖技术[M].北京:人民卫生出版社,2018:48.

[8]黄荷凤.植入前遗传学诊断临床实践[M].上海:上海交通大学出版社,2018:4.

[9] World Health Organization. WHO recommendations on antenatal care for a positive pregnancy experience[J]. geneva switzerland who, 2016.

[10] Castillo E, Murphy K, Van Schalkwyk J. No. 342–Hepatitis B and Pregnancy[J]. Journal of Obstetrics & Gynaecology Canada, 2017, 39(3):181–190.

[11]中华医学会妇产科学分会产科学组.乙型肝炎病毒母婴传播预防临床指南[J].中华妇产科杂志,2013,48(2):151–154.

[12] Gagnon A, Davies G, Wilson R D. Prenatal invasive procedures in women with hepatitis B, hepatitis C, and/or human immunodeficiency virus infections[J]. Journal of Obstetrics & Gynaecology Canada, 2014, 36(7):648–653.

[13] Committee on Obstetric Practice American Academy of Pediatrics – Committee on Fetus and Newborn. Committee Opinion No. 644: The Apgar Score[J]. Obstetrics & Gynecology, 2015, 126(4): e52–e55.

[14] Perlman J M, Wyllie J, Kattwinkel J, et al. Neonatal Resuscitation Chapter

Collaborators. Part 7: Neonatal Resuscitation: 2015 International Consensus on Cardiopulmonary Resuscitation and Emergency Cardiovascular Care Science With Treatment Recommendations[J]. Circulation, 2015, 132 (16 Suppl 1): S204-S241.

[15] 杨洁, 朱建幸. Apgar 评分对新生儿窒息诊断价值的再评价[J]. 中华围产医学杂志, 2014, 17 (11): 721-723.

[16] 谢利娟, 朱建幸. 正确认识 Apgar 评分和新生儿窒息诊断的现状[J]. 中华围产医学杂志, 2015, 18 (9): 648-651.

[17] 中华人民共和国卫生部. 中国出生缺陷防治报告(2012)[R/OL]. 北京: 中华人民共和国卫生部, 2012: 1-3, 7, 9. http://www.moh.gov.cn/wsb/pxwfb/201209/55840.shtml.

[18] 陈荣华, 赵正言, 刘湘云. 儿童保健学[M]. 5 版. 南京: 江苏科学技术出版社, 2017: 1-2.

[19] 魏梅, 卞晓燕, Jane S 等. 年龄与发育进程问卷中国常模及心理测量学特性研究[J]. 中华儿科杂志, 2015, 53 (12): 913-918.

[20] Singh A, Yeh C J, Blanchard S B. Ages and Stages Questionnaire: a global screening scale[J]. Boletin Medico Del Hospital Infantil De Mexico, 2017, 74 (1): 5-12.

[21] De-Andrés-Beltrán, Beatriz, Rodríguez-Fernández, ángel L, Güeita-Rodríguez, Javier, et al. Evaluation of the psychometric properties of the Spanish version of the Denver Developmental Screening Test Ⅱ[J]. European Journal of Pediatrics, 2015, 174 (3): 325-329.

[22] Wijedasa D. Developmental screening in context: adaptation and standardization of the Denver Developmental Screening Test-Ⅱ (DDST-Ⅱ) for Sri Lankan children[J]. Child: Care, Health and Development, 2012, 38.

[23] 陈佳英, 魏梅, 何琳, 等. 上海市 Denver Ⅱ 发育筛查量表适应性研究[J]. 中国儿童保健杂志, 2008, 16 (4): 393-394.

[24] Bayley N. Bayley scales of infant and toddler development manual-screening test[M]. San Antonio: Pearson, 2006.

[25] 林森然, 杨青, 曹志娟等. BSID-Ⅲ筛查测试在上海地区使用信度的初步研究[J]. 中国妇幼健康研究, 2017, 2 (12): 1500-1503.

[26] 金春华, 李瑞莉, 张丽丽, 等. 《中国儿童发育量表》修订及效度研究[J]. 中国儿童保健杂志, 2014 (12): 1242-1246.

[27] 曹燕. 儿心量表在儿保工作中的应用价值[J]. 中国优生优育, 2008, 14 (3): 140-141.

[28] Roe K V, McClure A, Roe A. Infant Gesell scores vs cognitive skills at age 12 years[J]. The Journal of Genetic Psychology, 1983, 142 (1): 143-147.

[29] Albers C A, Grieve A J. Test Review: Bayley, N. (2006). Bayley Scales of Infant and Toddler Development-Third Edition. San Antonio, T X: Harcourt Assessment[J]. Journal of Psychoeducational Assessment. 2007, 25: 180-190.

[30] Anderson P J, De Luca C R, Hutchinson E, et al. Underestimation of developmental delay by the new Bayley-Ⅲ Scale[J]. Archives of Pediatrics & Adolescent Medicine, 2010, 164 (4): 352-356.

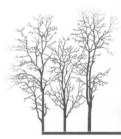

第四章　生物样本采集、处理和转运

　　在大型人群队列流行病学调查研究中,通过检测和分析人群生物样本中相关生理生化指标,遗传变异,环境暴露等的改变,分析遗传、环境、社会心理等因素对人群生命结局发生、发展的影响。出生队列研究旨在关注生命早期遗传和环境因素的改变对儿童的生长发育、儿童期疾病乃至成年期疾病发生发展的影响。在研究设计方面,出生队列研究关注的时间节点更多,主要包括孕前期、孕早期、孕中期、孕晚期、分娩以及新生儿出生后的不同生长发育阶段。除此之外,由于研究中关注的影响因素较复杂,在采集的样本种类中既考虑来自父母双方可能存在的遗传和环境因素的影响,还要分析来自儿童自身的环境暴露和遗传变异。因此,出生队列研究中生物样本的采集和处理更加复杂,要求也更高。生物样本的采集主要在出生队列人群招募的现场完成,而生物样本的处理既包括在采样现场生物样本的前处理,也包括在生物样本库中生物样本的入库、出库和分装等。因此,对于大样本量人群出生队列研究,生物样本的处理和管理是非常大的挑战,为此,需要制定完整的标准操作规程、管理方案和质量控制方案。对于多中心开展的出生队列研究,为了汇集高质量的研究资源,需要将符合统一采集规范和要求的生物样本汇交至中心生物样本库,过程涉及生物样本远距离转运和汇交。如何确保生物样本安全转运、保证生物样本质量,这些都需要进行深入思考并拿出相应的解决方案。

　　本章围绕出生队列常见的样本类型,通过举例,详细阐述了不同类型生物样本的主要研究用途、现场采样和样本处理操作规程、大批量生物样本出库和分装、质量控制、生物样本编码标记、不同类型生物样本保存条件、生物样本转运要求和操作步骤等,为大型人群出生队列生物样本采集、处理和管理等提供指导。

第一节　生物样本采集和处理

一、简介及意义

　　在大型人群队列流行病学调查研究中,生物样本检测指标的变化可以快速真实地反映机体生理指标及病理状态的改变,在研究生命结局与暴露因素之间的关系,探索疾病及其他结局的危险因素和发病机制等方面发挥着不可替代的作用。队列研究收集生物样本的类型主要包括组织、细胞和体液等,通过检测这些生物样本,研究人员可以从核酸、蛋白质、内源性代谢小分子物质、机体内环境化学物及其代谢产物等多个分子层面研究基因和环境的变化对机体的影响[1]。随着组学技术的发展,利用大样本量人群生物样本进行基因组学、转录组学、蛋白质组学、代谢组学、暴露组学等研究,可以为阐明环境暴露与结局的关系、揭露疾病发病机制、制定疾病预防控制策略等提供有力证据[2]。

根据经济合作与发展组织(Organization for Economic Co-operation and Development,OECD)的定义,"生物样本库(biobank)是一种集中保存各种人类生物材料,用于疾病的临床治疗和生命科学研究的生物应用系统"。收集和保存高质量的满足科研需求的生物样本是建设高标准生物样本库的根本目标[3]。

出生队列研究具有设计复杂、环节众多、延续时间长、采样时间节点多、采集生物样本类型丰富等特点[4]。高质量的生物样本和伴随产生的高质量的科研数据是研究顺利开展的基本要素,生物样本采集、处理、出库和分装的任何一个环节出现问题(例如溶血、处理时间过长、离心条件错误、存放温度异常等)都可能对生物样本产生很大影响。因此,需要对生物样本采集、处理、出库和分装的各环节制定严格的标准操作规程,提高生物样本质量,满足科学研究需求。

本节主要介绍出生队列采集生物样本的种类和要求,明确生物样本采集的时间节点、耗材类型、标准操作规程及相关记录,生物样本处理条件、保存温度及相关记录,生物样本出库分装的要求、方案、标准操作规程及相关记录,以期获得较高质量的生物样本。

二、生物样本的种类及主要用途

在人群出生队列研究过程中,生物样本是重要的研究资源。根据不同研究目的和生物样本获得的难易程度,研究人员收集不同种类的生物样本,主要包括血液、尿液、组织及其他体液样本等。这些生物样本可用于开展遗传变异、环境暴露、机体代谢、病理分析等方面的研究,提供除调查问卷、临床病案等以外的研究资源。以下内容详细介绍出生队列生物样本库收集样本的种类和主要用途。

(一)生物样本的种类

以国内某大型出生队列生物样本库采集的生物样本种类为例。

1. 血液

(1)抗凝成人静脉血,分离为血浆、血细胞,可衍生为 DNA、RNA 和蛋白质等。

(2)抗凝脐带血,分离为血浆、血细胞,可衍生为 DNA、RNA 和蛋白质等。

(3)抗凝儿童末梢血,分离为血浆、血细胞,可衍生为 DNA、RNA 和蛋白质等。

2. 尿液。

3. 卵泡液。

4. 精液,分离为精浆和精子。

5. 胎盘。

6. 子宫内膜。

7. 胎粪。

（二）生物样本的用途

1. 血液 通过抗凝采血管采集血液样本可以分离出血浆和血细胞。血浆主要用于血生化检验、微生物检验、游离 DNA 提取、miRNA 提取、代谢组学分析、蛋白质组学分析以及环境化学物暴露分析等，血细胞主要用于血常规检验、DNA 和 RNA 提取及基因检测分析等。

2. 尿液 尿液样本容易获得且收集体积较大，主要用于尿常规检验、尿生化检验、微生物检验、游离 DNA 提取、miRNA 提取、代谢组学分析、蛋白质组学分析以及环境化学物暴露分析等。

3. 卵泡液 卵泡液通常较难获得，一般仅在接受辅助生殖技术（assistant reproductive technology，ART）治疗的女性在取卵细胞过程中采集，主要用于激素水平检测、微生物检验、miRNA 提取、代谢组学分析、蛋白质组学分析以及环境化学物暴露分析等。

4. 精液 精液通常不易获得，一般仅在男性进行精液分析时采集，主要用于精液常规检查、精子 DNA 提取、精子 miRNA 提取、精浆代谢组学分析、精浆蛋白质组学分析以及环境化学物暴露分析等。

5. 胎盘 胎盘通常较难获得，一般仅在新生儿分娩过程中采集，主要用于提取 DNA、RNA 和蛋白质等，进而开展基因组学、蛋白质组学、代谢组学以及环境化学物暴露分析等研究，还可以将胎盘制成组织切片进行病理观察、电镜观察及免疫组化分析等。

6. 子宫内膜 子宫内膜通常较难获得，临床上主要用于临床活检，以及子宫异常出血、月经失调、不孕症等的临床诊断，还可以开展子宫内膜细胞共培养用于辅助生殖临床治疗。此外，子宫内膜样本可用于提取 DNA、RNA、蛋白质等，进而开展基因组学、蛋白质组学、代谢组学以及环境化学物暴露分析等研究，还可以通过涂片对子宫内膜进行病理观察、电镜观察以及开展免疫组化分析等研究。

7. 胎粪 粪便样本通常容易获得，胎粪是新生儿出生后的第一次粪便，胎粪成分复杂，主要由羊水、黏液、胎毛、胆汁以及从皮肤和消化道脱落下来的细胞等组成。胎粪可以用来提取 DNA、RNA、蛋白质等，进而开展基因组学、蛋白质组学、代谢组学以及环境化学物暴露分析等研究，此外胎粪样本还可以用于新生儿肠道菌群相关研究。

三、成人静脉血采集和处理

（一）概述

静脉采血法在临床上应用广泛，在出生队列研究中便于实施。静脉采血法主要为注射器采血法和真空采血管采血法，由于真空采血管具备干净安全、操作方便、真空密闭等优点，得以广泛应用。以下为真空采血管采血法进行静脉采血的详细介绍。以国内某大型出生队列成人静脉血采集和处理为例。

（二）耗材

1. 5ml 真空抗凝采血管 [含乙二胺四乙酸二钾（EDTA-2K）]。
2. 分体式采血针（7 号）。
3. 试管架。
4. 止血带。
5. 一次性乳胶手套。

6. 移液器及移液器吸头。

7. 采血托盘。

8. 其他材料主要包括记号笔、75% 医用酒精、无菌棉签、冷藏箱、1ml 冻存管、医用肘垫、纸质冻存盒、二维码标签纸、医疗废弃物垃圾桶。

（三）采集前的准备

1. 确定调查对象及采集时间节点

辅助生殖出生队列：术前期女性、术前期女性配偶、孕早期孕妇（孕 10~14 周）、孕中期孕妇（孕 22~26 周）、孕晚期孕妇（孕 30~34 周）、分娩期产妇。

自然妊娠出生队列：孕早期孕妇（孕 10~14 周）、孕中期孕妇（孕 22~26 周）、孕妇配偶、孕晚期孕妇（孕 30~34 周）、分娩期产妇。

2. 宣教、知情同意书签署和耗材发放 纳入专员对研究对象进行宣教，告知本研究各方面内容，获得研究对象知情同意，研究对象在知情同意书上签署本人姓名和日期，知情同意书一式两份，项目组与研究对象各持一份。纳入阶段，纳入专员根据研究对象纳入流水编码将贴好对应采样标签的采血管发给研究对象，引导研究对象前往医院检验科采血。孕期随访阶段，随访专员根据研究对象编码将贴好对应采样标签的采血管发给研究对象，引导研究对象前往医院检验科采血。分娩阶段，随访专员根据研究对象编码将贴好对应采样标签的采血管提前放在产科病区，提醒病区护士采集研究对象静脉血。

（四）采集过程

负责静脉血采集的医务人员必须接受过完整的专业培训，熟练掌握相关理论知识和操作技能，医生或者护士必需取得相应的执业资格证书。所有活动必须在研究对象签署知情同意书的前提下进行。

1. 材料准备 提前准备好采血用到的所有耗材，包括分体式采血针、采血管、止血带、试管架、医用肘垫、冷藏箱等（图 4-1），确保所有耗材未过期、无缺陷、无损坏。

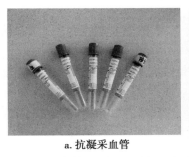
a. 抗凝采血管

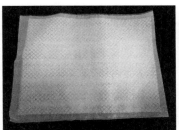
b. 医用肘垫

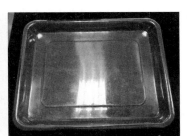
c. 采血托盘

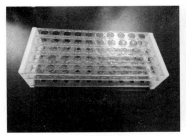
d. 试管架

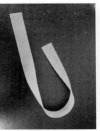
e. 止血带

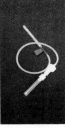
f. 采血针

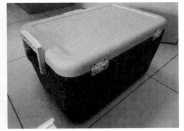
g. 冷藏箱

图 4-1 采血器材示意图

2. 研究对象身份的确认　采血医生或者护士核验研究对象登记编码与采血管采样标签编码一致。

3. 选择静脉　采血医生或者护士戴上乳胶手套,研究对象取坐位,保持平静,前臂水平伸直置于桌面医用肘垫上,配合使用止血带使血管更加充盈,止血带绑在肩肘之间,在穿刺点 7.5~10cm 以上绑止血带,不宜过松或者过紧,捆扎时间建议不超过 1 分钟,嘱咐研究对象握紧拳头,选择明显可见、容易固定的肘正中静脉或者手背静脉进行穿刺[5]。

4. 穿刺部位消毒　采血医生或者护士需要对穿刺部位皮肤进行消毒。使用浸湿75% 医用酒精的无菌棉签以所选静脉穿刺点为中心由内向外、顺时针方向消毒皮肤,消毒范围直径至少 8~10cm,待干。

5. 穿刺采血　拔除采血针金属针头上的护套,以左手固定研究对象前臂,右手拇指和示指持采血针金属针头端。暴露金属针头沿静脉走向使针头与皮肤成 10°~20° 角,快速刺入穿刺部位皮肤,然后成 5° 角向前刺入静脉,穿刺成功后,使集血针刃口穿过阻血套并刺入采血管胶塞,血液因负压自动流入采血管,此时迅速松开止血带,采集规定体积的静脉血。

6. 采集后处理　血液采集完成后,嘱研究对象松拳,保持正常的血液循环,用消毒干棉签压住穿刺点,立即拔出采血针金属针头,嘱研究对象继续按压消毒干棉签 2~4 分钟。将集血针从采血管胶塞拔出,将采血管上下颠倒 8~10 次,使血液与抗凝剂充分混合,动作轻缓,避免采血管左右摇晃或者剧烈振摇,防止发生溶血。

7. 医疗废弃物处理　血液采集结束后,将使用过的采血针、消毒棉签等丢入医疗废弃物垃圾桶,进行统一处理。

8. 临时保存　血液采集后短暂放置于 4℃冷藏箱保存,24 小时内必须完成分装处理。

(五)处理过程

1. 由于血浆与血细胞接触时间超过 2 小时将会对检测结果产生影响[6]。样本处理专员在研究对象抽血后 2 小时内去检验科或者产科病区 4℃冷藏箱收集血液样本,清点采血管数量,核对标签编码,并将血液样本冷链转运至样本处理室。

2. 样本处理专员立即将采血管放入低速离心机,配平,设置 1 200g 离心力离心 10 分钟,使血浆和血细胞完全分离[7]。

3. 离心结束后,血浆与血细胞分层,样本处理专员轻轻取出采血管,使用 1 000μl 移液器轻轻吸取上层血浆并转移至贴有与采血管采样标签编码对应的血浆二维码标签的冻存管,平均分装至若干个 1ml 冻存管(图 4-2),血浆分装完毕后,拧紧冻存管盖子,按照采样时间节点和编码顺序依次分别放入纸质冻存盒,放置在 -80℃冰箱冻存。

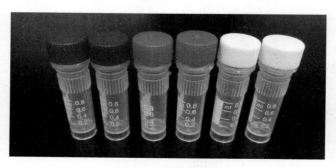

图 4-2　1ml 冻存管

4. 采血管中剩余血细胞用移液器吸头轻轻吹打混匀后分装至贴有与采血管采样标签编码对应的血细胞二维码标签的冻存管,平均分装至若干个 1ml 冻存管,血细胞分装完毕后,拧紧冻存管盖子,按照采样时间节点和编码顺序依次分别放入纸质冻存盒,放置在 −80℃ 冰箱冻存。

5. 分装结束后将采血管及移液器吸头丢弃至医疗废弃物垃圾桶,进行统一处理。

6. 样本处理专员在血液样本收集登记本和样本信息管理系统填写血液样本采集的相关信息和质控记录,主要记录血液样本完成状态、研究对象是否空腹、是否溶血、室温存放时间和采样时间(图 4-3)。

女方外周血(抗凝)				
完成状态	空腹	溶血	室温存放/min	采样时间
已完成	是	否	100.0	2017-03-26

图 4-3　血液采集质控记录

7. 将分装的血浆和血细胞全程冷链转运至出生队列生物样本库,并做好相关入库登记。

(六)注意事项

1. 研究对象晕针的处理　研究对象出现恶心、脸色苍白、四肢无力、头晕等晕针现象时,应立刻让其平卧休息,待研究对象缓解后采取平卧位采血。

2. 研究对象低血糖的处理　研究对象出现头晕、脸色口唇苍白、血压低、出冷汗等低血糖现象时,应立刻让其平卧休息,安慰研究对象,如果诊断为低血糖,应立刻给予静脉注射 50% 葡萄糖溶液,待研究对象缓解后再重新采血。

3. 造成溶血的原因　采血管不洁净,止血带捆扎时间过长,穿刺不顺损伤组织,采血管用力振荡等,这些情况均应该避免发生。

4. 确保研究对象抽血前空腹至少 12 小时,避免剧烈运动且保持心情平静。

5. 血液采集及血液处理使用的相关耗材必须保证一人一套,避免交叉感染及污染。

四、成人尿液采集和处理

(一)概述

尿液样本的采集具有无创、容易获得、样本量大等优点。因此,在出生队列研究中常采集尿液样本,并对尿液的生理指标、化学成分、沉渣成分进行检测和分析[8-9]。以下内容以国内某大型出生队列成人尿液采集和处理为例进行介绍。

(二)耗材

1. 50ml 无盖一次性尿液采集杯。

2. 一次性 PE 手套。

3. 10ml 尿液冻存管。

4. 纸质冻存盒。

5. 消毒湿巾。

6. 二维码标签纸。

7. 医疗废弃物垃圾桶。

8. 冷藏箱。

9. 记号笔。

（三）采集前的准备

1. 确定调查对象及采集时间节点

辅助生殖出生队列：术前期女性、术前期女性配偶、孕中期孕妇（孕 22~26 周）。

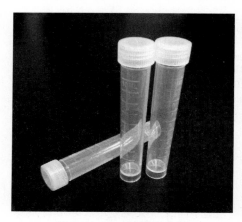

图 4-4　10ml 尿液冻存管

自然妊娠出生队列：孕早期孕妇（孕 10~14 周）、孕中期孕妇（孕 22~26 周）、孕妇配偶。

2. 宣教、知情同意书签署和耗材发放　纳入专员对研究对象进行宣教，告知本研究各方面内容，获得研究对象知情同意，研究对象在知情同意书上签署本人姓名和日期，知情同意书一式两份，项目组与研究对象各持一份，指导研究对象如何收集中段尿液（排尿 1 秒后至排尿结束前的尿液为中段尿液）。在纳入和孕期随访阶段，纳入专员和随访专员根据研究对象编码将贴好相应采样标签的尿液冻存管（图 4-4）、尿杯、PE 手套、消毒湿巾发给研究对象，指引研究对象前往医院卫生间收集尿液。

（四）采集过程

收集尿液前，研究对象用香皂或者洗手液彻底清洗双手，使用烘干机将双手烘干，戴上 PE 手套。女性研究对象使用消毒湿巾擦拭尿道口及周围皮肤，男性研究对象使用消毒湿巾擦拭阴茎头尿道口，清洁工作重复 3 次。研究对象控制排尿速度，先向马桶中排掉少量尿液，排尿大约 1 秒后，将尿道对准尿杯，继续排尿，收集大约 30ml 尿液。研究对象将尿液倒入冻存管至 10ml 刻度，拧紧盖子。将尿杯中剩余尿液倒入马桶，尿杯、PE 手套和使用过的消毒湿巾丢弃至医疗废弃物垃圾桶，统一处理。研究对象将装有尿液的冻存管暂时放在检验科 4℃冷藏箱保存。

（五）处理过程

1. 样本处理专员在研究对象收集尿液后 2 小时内去检验科 4℃冷藏箱收集尿液样本，清点冻存管的数量，核对标签编码，并将尿液样本冷链转运至样本处理室。

2. 根据采样标签的信息打印尿液样本二维码标签，将二维码标签分别贴在冻存管的盖子和管壁上。

3. 收集的尿液不添加防腐剂及其他化学试剂，将冻存管按照采样时间节点和编码顺序依次放入纸质冻存盒，之后集中放至 -20℃冷柜冻存。

4. 样本处理专员在尿液样本收集登记本和样本信息管理系统填写尿液样本采集的相关信息和质控记录，主要记录尿液样本完成状态、研究对象是否空腹、室温存放时间、尿液体积、尿液颜色和采样时间（图 4-5）。

5. 将尿液样本全程冷链转运至出生队列生物样本库，并做好相关入库登记。

女尿液						男尿液					
完成状态	空腹	室温存放/min	体积/ml	颜色	采样时间	完成状态	空腹	室温存放/min	体积/ml	颜色	采样时间
已完成		120.0	9.0	中	2018-05-03	已完成		100.0	10.0	浅	2018-04-27

图 4-5 尿液采集质控记录

（六）注意事项

1. 尿液采集过程中,为了防止尿液被污染,研究对象不得触摸尿杯内壁及冻存管内壁。

2. 强调指导研究对象采集中段尿液。

五、卵泡液采集和处理

（一）概述

在不孕不育夫妇接受辅助生殖技术治疗时,部分女性患者需要通过促排卵的方式在短时间内获得大量卵细胞,以获得更多的胚胎,从而获得更高的妊娠率。通常在取卵细胞过程中采集卵泡液,通过检测分析卵泡液中 miRNA、激素、蛋白质、内源性代谢小分子等变化情况,可以开展卵泡异常发育、卵泡功能异常等导致的女性不孕相关发病机制的研究[10-11],也可为患者进行辅助生殖技术治疗提供重要依据。以下内容以国内某大型出生队列卵泡液采集和处理为例进行介绍。

（二）耗材

1. 15ml 离心管。

2. 1ml 冻存管。

3. 纸质冻存盒。

4. 二维码标签纸。

5. 一次性乳胶手套。

6. 移液器及移液器吸头。

7. 医疗废弃物垃圾桶。

8. 一次性注射器（10ml,7 号针头）。

9. 冷藏箱。

10. 记号笔。

（三）采集前的准备

1. 确定调查对象及采集时间节点　辅助生殖出生队列术前期女性,取卵时收集卵泡液。

2. 宣教、知情同意书签署和耗材发放　纳入专员对研究对象进行宣教,告知本研究各方面内容,获得研究对象知情同意,研究对象在知情同意书上签署本人姓名和日期,知情同意书一式两份,项目组与研究对象各持一份。纳入专员将贴好相应采样标签的离心管放在取卵室,提醒医生采集卵泡液。

（四）采集过程

1. 取卵室医生提前48 小时在医院生殖中心查询扳机名单,确认参加出生队列研究对

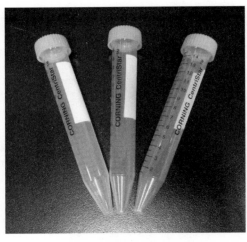
图 4-6 15ml 离心管

象的姓名、编码及取卵时间。

2. 研究对象经控制性卵巢刺激（controlled ovarian simulation，COS）后，根据阴道超声及血清 LH、E2 水平监测卵泡发育情况，当卵泡成熟时开始取卵。

3. 给予研究对象注射人绒毛膜促性腺激素（HCG），36 小时后医生在超声引导下穿刺取卵，同时注射器收集未被血液污染的卵泡液至离心管（图 4-6），收集规定体积的卵泡液，拧紧盖子。

4. 卵泡液采集后短暂放置 4℃冷藏箱保存，待处理。

（五）处理过程

1. 样本处理专员在研究对象卵泡液采集后 2 小时内去取卵室 4℃冷藏箱收集卵泡液，清点离心管的数量，核对标签编码，并将卵泡液样本冷链转运至样本处理室。

2. 样本处理专员将装有卵泡液的离心管放置在低速离心机中，配平，设置 1 500g，离心 10 分钟[12]。

3. 样本处理专员用 1 000μl 移液器吸取上层卵泡液至贴有与离心管采样标签编码对应的卵泡液二维码标签冻存管，平均分装在若干个 1ml 冻存管，拧紧盖子，将冻存管按照编码顺序依次分别放入纸质冻存盒，放置在 -80℃冰箱冻存。

4. 将离心管丢弃至医疗废弃物垃圾桶，统一处理。

5. 样本处理专员在卵泡液样本收集登记本和样本信息管理系统填写卵泡液样本采集的相关信息和质控记录，主要记录卵泡液样本完成状态、处理前体积、颜色、室温存放时间和采样时间（图 4-7）。

卵泡液				
完成状态	处理前体积/ml	颜色	室温存放/min	采样时间
已完成	7.50	清亮	240.0	2016-11-21

图 4-7 卵泡液采集质控记录

6. 将卵泡液全程冷链转运至出生队列生物样本库，并做好相关入库登记。

（六）注意事项

医生在收集卵泡液的过程中尽可能避免冲管液和血性成分。

六、精液采集和处理

（一）概述

对于接受 ART 治疗的男性，通过采集精液样本可用于分析精液参数、男性不育的原因以及进行体外受精操作等[13]。一般采用手淫法采集精液,以下为手淫法采集精液的详细介绍。以国内某大型出生队列精液采集和处理为例。

(二)耗材

1. 一次性采精杯。

2. 15ml 离心管。

3. 1ml 冻存管。

4. 1.8ml 冻存管。

5. 纸质冻存盒。

6. 二维码标签纸。

7. 一次性乳胶手套。

8. 移液器及移液器吸头。

9. 医疗废弃物垃圾桶。

10. 消毒湿巾。

11. 冷藏箱。

12. 记号笔。

(三)采集前的准备

1. 确定调查对象及采集时间节点 辅助生殖出生队列术前期男性。

2. 宣教、知情同意书签署和耗材发放 纳入专员对研究对象进行宣教,告知本研究各方面内容,获得研究对象知情同意,研究对象在知情同意书上签署本人姓名和日期,知情同意书一式两份,项目组与研究对象各持一份。纳入专员指导研究对象如何采集精液,询问并记录研究对象禁欲时间、最近有无发热、用药情况、疾病史等,同时提供贴好相应采样标签的采精杯,引导研究对象前往采精室。

(四)采集过程

1. 参考《WHO 人类精液检查与处理实验室手册(第五版)》进行精液采集。采集前研究对象禁欲 2~7 天,使用香皂或者洗手液洗净双手并烘干,翻开包皮使用消毒湿巾清洁阴茎,通过手淫法采集精液,将精液射入采精杯中。

2. 研究对象将收集好精液的采精杯送至生殖中心检验科。

(五)处理过程

1. 生殖中心检验科收到精液后,等待精液液化,在液化后 1 小时内完成精液常规及精浆相关指标(例如 ROS、MDA)等检测分析。完成所有检测后,将剩余精液转移至贴好采样标签的 15ml 离心管,短暂放置 4℃冷藏箱保存,待处理。

2. 样本处理专员去生殖中心检验科 4℃冷藏箱收集精液,清点离心管的数量,核对标签编码,并将精液样本冷链转运至样本处理室。

3. 将装有精液的离心管放置在低速离心机,配平,设置 3 000g,离心 15 分钟[14],离心后精浆与精子分层。将上层精浆分装至若干个贴有与离心管采样标签编码对应的精浆二维码标签的 1ml 冻存管,拧紧盖子,按照编码顺序依次分别放入纸质冻存盒,放置在 -80℃冰箱冻存。将管底精子吸至 1 个贴有与离心管采样标签编码对应的精子二维码标签的 1.8ml 冻存管,拧紧盖子,按照编码顺序依次放入纸质冻存盒,放置于液氮罐保存。

4. 样本处理专员在精液样本收集登记本和样本信息管理系统填写精液样本采集的相

关信息和质控记录,分别记录精浆和精子完成状态、处理前体积、室温存放时间和采样时间(图 4-8)。

精浆				精子			
完成状态	处理前体积/ml	室温存放/min	采样时间	完成状态	处理前体积/ul	室温存放/min	采样时间
已完成	6.00	90.0	2018-01-06	已完成	107.00	120.0	2018-01-06

图 4-8 精液采集质控记录

5. 将精子和精浆全程冷链转运至出生队列生物样本库,并做好相关入库登记。

(六)注意事项

精子如需长期保存,需要存放在液氮中。

七、脐带血采集和处理

(一)概述

脐带是连接胎儿和胎盘的管状结构,由两条动脉和一条静脉构成,胎儿通过脐带血循环与母体进行营养和物质交换,环境暴露因素通过脐带血对胎儿的生长发育造成影响。因此,可以通过检测分析脐带血中的环境化学物、内源性代谢小分子物质等的改变来研究母源环境暴露和机体代谢等对子代出生结局、生长发育的影响[15,16]。临床上常使用脐静脉穿刺法采集脐带血。以国内某大型出生队列脐带血采集和处理为例进行详细介绍。

(二)耗材

1. 5ml 真空抗凝采血管(含 EDTA-2K)。

2. 一次性注射器(10ml,7 号针头)。

3. 1ml 冻存管。

4. 纸质冻存盒。

5. 二维码标签纸。

6. 一次性乳胶手套。

7. 移液器及移液器吸头。

8. 医疗废弃物垃圾桶。

9. 医用纱布。

10. 其他材料 主要包括 75% 医用酒精、无菌棉签、冷藏箱、记号笔。

(三)采集前的准备

1. 确定调查对象及采集时间节点 分娩期产妇分娩时采集脐带血。

2. 宣教、知情同意书签署和耗材发放 纳入专员对研究对象进行宣教,告知本研究各方面内容,获得研究对象知情同意,研究对象在知情同意书上签署本人姓名和日期,知情同意书一式两份,项目组与研究对象各持一份。随访专员将贴有待产孕妇采样标签的采血管提前配送至产房,并提醒产房护士采集该产妇的脐带血。

（四）采集过程

1. 断脐　产房护士在胎儿娩出后用两把止血钳在距新生儿端脐带根部 10~15cm 处夹闭并剪断脐带。

2. 消毒　用干纱布由断脐端向胎盘方向快速清洁,然后用 75% 医用酒精浸湿的医用纱布消毒脐带至少两遍。

3. 采集　将注射器金属针头刺入脐静脉,让脐带血缓缓流入注射器,尽可能多地采集脐带血。当脐静脉塌陷萎缩,颜色变苍白,说明大部分脐带血已经采集完毕。

4. 注入抗凝采血管　采集完毕后,将采血管的胶塞摘掉,将注射器金属针头拔掉,将注射器中的脐带血缓缓注入采血管,再将胶塞塞住,上下颠倒 8~10 次,使脐带血与抗凝剂充分混合,动作轻缓,避免溶血。

5. 采血结束后将使用过的注射器、针头、纱布等丢弃至医疗废弃物垃圾桶,统一处理。

6. 脐带血采集后短暂放置 4℃冷藏箱保存,待处理。

（五）处理过程

1. 样本处理专员在研究对象采血后 2 小时内去产房 4℃冷藏箱收集脐带血,清点采血管的数量,核对标签编码,并将脐带血样本冷链转运至样本处理室。

2. 样本处理专员将采血管放入低速离心机中,配平,设置 1 200g,离心 10 分钟,使血浆和血细胞完全分离[7]。

3. 离心结束后,血浆与血细胞分层,样本处理专员轻轻取出采血管,使用 1 000μl 移液器轻轻吸取上层血浆并转移至贴有与采血管采样标签编码对应的血浆二维码标签的冻存管,平均分装至若干个 1ml 冻存管,血浆分装完毕后,拧紧冻存管盖子,按照编码顺序依次分别放入纸质冻存盒,放置在 −80℃冰箱冻存。

4. 采血管中剩余血细胞用移液器吸头轻轻吹打混匀后分装至贴有与采血管采样标签编码对应的血细胞二维码标签的冻存管,平均分装至若干个 1ml 冻存管,血细胞分装完毕后,拧紧冻存管盖子,按照编码顺序依次分别放入纸质冻存盒,放置在 −80℃冰箱冻存。

5. 分装结束后将采血管和移液器吸头丢弃至医疗废弃物垃圾桶,进行统一处理。

6. 样本处理专员在脐带血样本收集登记本和样本信息管理系统填写样本采集的相关信息和质控记录,主要记录脐带血样本完成状态、是否溶血、处理时间和采样时间(图 4-9)。

脐血			
完成状态	溶血	处理时间	采样时间
已完成	否	2018-09-29 16:50:48	2018-09-2

图 4-9　脐带血采集质控记录

7. 将脐带血血浆和血细胞全程冷链转运至出生队列生物样本库,并做好相关入库登记。

（六）注意事项

将脐带血从注射器注入采血管后反复颠倒采血管,使血液与抗凝剂充分混合。

八、儿童末梢血采集和处理

（一）概述

对于年龄较小的儿童,临床上通常使用末梢血检测儿童血液微量元素、血液重金属、血常规、血生化等指标,常见采集部位为手指或者足跟。在大型人群出生队列研究中,可以通过检测分析儿童 DNA 序列、血清生理指标变化、血清环境化学物暴露等来研究基因、环境等因素对儿童生长发育的影响[17,18]。临床上一般采用无名指指尖内侧皮肤穿刺法进行儿童末梢血的采集。以国内某大型出生队列儿童指尖血采集和处理为例进行详细介绍。

（二）耗材

1. 一次性采血针。
2. 抗凝指尖血收集管[（含 EDTA-2K），0.5ml]。
3. 纸质冻存盒。
4. 二维码标签纸。
5. 一次性乳胶手套。
6. 移液器及移液器吸头。
7. 医疗废弃物垃圾桶。
8. 30g/L 医用碘酊。
9. 75% 医用酒精。
10. 医用无菌棉签。
11. 冷藏箱。
12. 记号笔。

（三）采集前的准备

1. 确定调查对象及采集时间节点 出生队列出生后 12 月龄儿童和 36 月龄儿童。
2. 宣教、知情同意书签署和耗材发放 纳入专员对研究对象监护人进行宣教,告知本研究各方面内容,获得研究对象监护人知情同意,研究对象监护人在知情同意书上签署本人姓名和日期,知情同意书一式两份,项目组与研究对象监护人各持一份。随访专员将贴好对应采样标签的指尖血收集管发给研究对象监护人并引导监护人携带研究对象去检验科窗口采集指尖血。

（四）采集过程

1. 选择儿童左手无名指指尖内侧皮肤作为穿刺点。
2. 检验科医生用 30g/L 医用碘酊自所选手指穿刺点由内向外、顺时针方向消毒皮肤,待碘酊挥发后,再用 75% 医用酒精以同样方式脱碘,待干。
3. 拔除采血针（图 4-10）针头护套,以左手固定手指,右手拇指和示指持采血针,在儿童左手无名指指尖内侧快速刺入皮肤,轻轻挤压手指,使血液自然滴入指尖血收集管,轻轻摇晃收集管,使血液与抗凝剂充分混合。

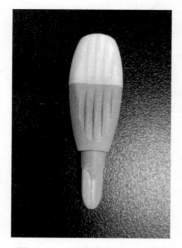

图 4-10 儿童指尖血采血针

4. 用无菌干棉签压住手指穿刺处,嘱监护人继续按压儿童手指止血 5~10 分钟。

5. 采血结束后将采血针和消毒棉签丢弃至医疗废弃物垃圾桶,集中统一处理。

6. 指尖血采集完成后,装有指尖血的收集管短暂放置 4℃冷藏箱保存,待处理。

(五)处理过程

1. 样本处理专员在研究对象采血后 2 小时内去检验科 4℃冷藏箱收集血液样本,清点收集管数量,核对标签编码,并将指尖血样本冷链转运至样本处理室。

2. 样本处理专员立即将收集管放入低速离心机中,配平,设置 1 200g,离心 10 分钟,使血浆和血细胞完全分离[7]。

3. 离心结束后,血浆和血细胞分层,样本处理专员轻轻取出收集管,使用 100µl 移液器将上层血浆轻轻吸至贴有与收集管采样标签编码对应的血浆二维码标签的 0.5ml 抗凝指尖血收集管(图 4-11),血浆分离后将管底的血细胞留在原来的收集管,并贴上与收集管采样标签编码对应的血细胞二维码标签,盖紧盖子,按照编码顺序依次将分离的血浆和血细胞分别放入纸质冻存盒,放置在 -80℃冰箱冻存。

4. 样本处理专员在儿童指尖血样本收集登记本和样本信息管理系统填写样本采集的相关信息和质控记录,主要记录儿童指尖血样本完成状态、研究对象是否空腹、是否溶血、室温存放时间和采样时间(图 4-12)。

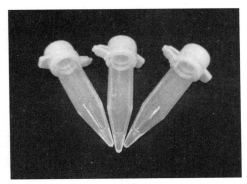

图 4-11 0.5ml 抗凝指尖血收集管

子代1外周血				
完成状态	空腹	溶血	室温存放/min	采样时间
已完成	不详	否	330.0	2019-10-14

图 4-12 儿童指尖血采集质控记录

5. 将儿童指尖血浆和血细胞全程冷链转运至出生队列生物样本库,并做好相关入库登记。

(六)注意事项

避免用力挤压儿童手指,防止组织液混入血液。

九、胎盘采集和处理

(一)概述

胎盘是胎儿和母体间进行物质交换的重要器官,来自妊娠期胚胎胚膜和母体子宫内膜联合生长形成的器官。胎盘是一种暂时性器官,对于胎儿成熟和生长至关重要。胎儿在子宫中发育,依靠胎盘从母体获取营养物质,而胎儿和母体又保持相对的独立性。胎盘合成多种激素、酶和细胞因子等,以维持正常妊娠。部分环境暴露因素会通过胎盘屏障对胎儿的生长发育造成影响,且胎盘自身的生长发育也会对胎儿形成和生长发育发挥重要作用。因此,通过采集胎盘样本,研究人员可以从基因组学、蛋白质组学、环境化学物暴露分析、病理观察等角度开展不良妊娠结局及出生结局等相关研究。以国内某大型出生队列胎盘样本采集和处理为例进行详细介绍。

（二）耗材

1. 2ml 冻存管。

2. 纸质冻存盒。

3. 二维码标签纸。

4. 一次性乳胶手套。

5. 医用手术刀片。

6. 医疗废弃物垃圾桶。

7. 冷藏箱。

8. 记号笔。

9. 生理盐水。

（三）采集前的准备

1. 确定调查对象及采集时间节点 分娩期产妇分娩时采集胎盘。

2. 宣教、知情同意书签署和耗材发放 纳入专员对研究对象进行宣教,告知本研究各方面内容,获得研究对象知情同意,研究对象在知情同意书上签署本人姓名和日期,知情同意书一式两份,项目组与研究对象各持一份。随访专员将贴有待产孕妇采样标签的冻存管和对应的胎盘样本二维码标签提前配送至产房,并提醒产科医生采集产妇的胎盘。

（四）采集和处理过程

1. 胎盘娩出后结扎脐带,除去表面血凝块,距脐带端约 2.5cm 处（避开粗大血管及钙化部位）剪取约 1cm×1cm×1cm 大的胎盘组织共 3 份,使用生理盐水洗洁胎盘组织表面血液[19]。

2. 将冲洗干净的胎盘组织分别放入 3 个 2ml 冻存管,产房护士协助将胎盘样本二维码标签分别贴在冻存管的盖子和管壁上,拧紧管盖,按照编码顺序依次分别装入纸质冻存盒。

3. 将装有胎盘的冻存盒放入液氮罐冻存。

4. 样本处理专员在胎盘样本收集登记本和样本信息管理系统填写样本采集的相关信息和质控记录,主要记录胎盘样本处理时间等具体信息。

5. 将胎盘全程冷链转运至出生队列生物样本库,并做好相关入库登记。

（五）注意事项

用于存放胎盘样本的冻存管需要经过耐低温检验,防止冻存管在液氮中破裂。

十、子宫内膜采集和处理

（一）概述

子宫内膜是女性子宫内壁的一层组织。雌激素和孕激素都会引起子宫内膜发生改变。因此,子宫内膜可随着性周期(发情周期、月经周期)发生显著的变化。子宫内膜诊刮患者最常发生的疾病为妊娠相关疾病、子宫内膜增生和子宫内膜息肉,且不同疾病发生在不同年龄阶段,妊娠相关疾病主要为子宫内膜病变导致的各种流产。因此,不孕症患者子宫内膜诊刮需要高度重视[20]。以国内某大型出生队列子宫内膜采集和处理为例进行详细介绍。

(二)耗材

1. 医用碘伏。

2. 纸质冻存盒。

3. 二维码标签纸。

4. 一次性乳胶手套。

5. 无菌棉签。

6. 医疗废弃物垃圾桶。

7. 冷藏箱。

8. 记号笔。

9. RNA later。

10. 2ml 冻存管。

11. 无菌生理盐水。

12. 负压取材管。

(三)采集前的准备

1. 确定调查对象及采集时间节点 反复种植失败的辅助生殖队列女性。

2. 宣教、知情同意书签署和耗材发放 纳入专员对研究对象进行宣教,告知本研究各方面内容,获得研究对象知情同意,研究对象在知情同意书上签署本人姓名和日期,知情同意书一式两份,项目组与研究对象各持一份。纳入专员将贴有采样标签的冻存管(提前装入 RNA later)提前配送至妇科,并提醒妇科医生采集子宫内膜。

(四)采集和处理过程

1. 将浸湿碘伏的棉签置于手术弯盘中,将适量无菌生理盐水置于消毒碗,按照妇科常规操作,用碘伏棉签消毒阴道、宫颈外口和宫颈管,用无菌干棉签擦干宫颈表面碘伏液体。

2. 将子宫内膜负压取材管(图 4-13)置入宫腔内负压抽吸和搔刮宫腔一周,在透明的管腔内可以看到采集到的内膜和少量血性成分,接近吸满后取出负压取材管。

3. 推出负压取材管中内膜至无菌生理盐水洗去血性成分(至少重复 3 次),分成三份,置于 3 支分别含有 1ml RNA later 的 2ml 冻存管,小血管钳可以帮助将内膜顺利置入冻存管,冻存管管壁和盖子上贴好相应的子宫内膜样本二维码标签。按照编码顺序依次将冻存管放入纸质冻存盒中,在妇科 4℃冷藏箱暂存。

4. 样本处理专员在研究对象采样后 2 小时内去妇科 4℃冷藏箱收集子宫内膜样本,清点冻存管数量,核对标签编码,并将子宫内膜样本冷链转运至样本处理室。

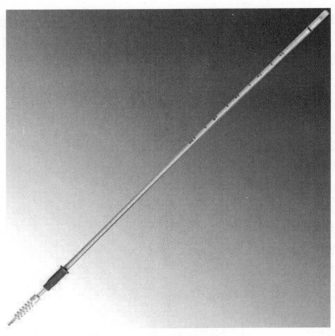

图 4-13　子宫内膜负压取材管

5. 样本处理专员在子宫内膜收集登记本和样本信息管理系统填写样本采集的相关信息和质控记录,主要记录子宫内膜样本处理时间等具体信息。

6. 将子宫内膜全程冷链转运至出生队列生物样本库,并做好相关入库登记。

（五）注意事项

为避免污染,注意负压取材管管壁禁止直接接触冻存管。

十一、胎粪采集和处理

（一）概述

胎粪成分较为复杂,主要包括羊水、胎毛、脱落细胞等。胎粪中存在大量细菌,可以反映新生儿肠道微生物状态。通过检测分析胎粪样本,发现新生儿肠道微生物菌群的建立与阴道分娩母亲阴道（乳杆菌,普氏菌以及纤毛菌）或者剖宫产母亲皮肤（葡萄球菌,棒状杆菌以及丙酸杆菌）有非常强的相关性。婴儿时期肠道菌群的定植是肠道菌群形成的关键时期,影响其未来生长发育和健康状况,与远期肥胖、糖尿病、过敏性疾病等密切相关。以国内某大型出生队列胎粪采集和处理为例进行详细介绍。

（二）耗材

1. 5ml 冻存管。

2. 纸质冻存盒。

3. 二维码标签纸。

4. 一次性乳胶手套。

5. 检便匙。

6. 医疗废弃物垃圾桶。

7. 冷藏箱。

8. 记号笔。

（三）采集前的准备

1. 确定调查对象及采集时间节点 新生儿第一次粪便。

2. 宣教、知情同意书签署和耗材发放 纳入专员对研究对象监护人进行宣教,告知本研究各方面内容,获得研究对象监护人知情同意,研究对象监护人在知情同意书上签署本人姓名和日期,知情同意书一式两份,项目组与研究对象监护人各持一份。随访专员将贴有采样标签的冻存管提前配送至产科病房,并提醒护士采集新生儿胎粪。

（四）采集和处理过程

1. 从新生儿出生至出院前,护士在产科病房从新生儿尿不湿上采集胎粪。

2. 使用检便匙从尿不湿上刮取胎粪,取大约 5g 胎粪装入冻存管。

3. 样本处理专员将胎粪样本冷链转运至样本处理室,将打印好的与采样标签编码对应的胎粪样本二维码标签贴在冻存管的管壁和盖子上,将冻存管按照编码顺序依次装入纸质冻存盒。

4. 将收集的胎粪置于 –80℃冰箱保存。

5. 样本处理专员在胎粪收集登记本和样本信息管理系统填写样本采集的相关信息和质控记录,主要记录胎粪样本处理时间等具体信息。

6. 将胎粪全程冷链转运至出生队列生物样本库,并做好相关入库登记。

（五）注意事项

采集胎粪的护士必须戴好口罩,乳胶手套,身穿护士服和佩戴护士帽,同时严格遵守一人一匙,避免胎粪交叉污染。

十二、生物样本的出库和分装

（一）概述

在大型人群出生队列研究中,除涉及海量调查问卷、基线资料和临床病案数据的管理和分析,很多研究也会开展大样本量生物样本的检测和分析。生物样本检测前需要进行大批量生物样本出库和分装。由于生物样本种类较多,不同种类样本分装的复管数量不同且保存在不同规格的冻存管或冻存瓶中,不同研究需要的样本种类和量（体积或者重量）也不同。因此,需要制定详细的生物样本出库和分装方案,主要包括出库分装的工作计划、具体流程、过程记录、质量控制和注意事项等。下面以国内某大型出生队列生物样本库生物样本出库分装为例进行详细介绍。

（二）样本出库和分装

以血细胞、血浆和尿液出库分装为例,介绍大批量生物样本出库和分装。

1. 制定工作方案 根据出库样本量计划每天出库分装的样本份数,对工作量进行评估和分配。例如每天出库并分装 96 份血细胞或者血浆样本至少需要两名工作人员全程参与,每天出库并分装48份尿液样本至少需要四名工作人员全程参与；根据申请样本的量（体积或者重量），分析需要出库第几复管的样本。例如申请者申请500μl血细胞用于DNA提取，仅需要出库此编码血细胞的第一复管（1ml）；为了保持出库样本的同质性，要求工作人员每天在固定时间出库样本且保证样本在相同的环境温度和时间范围内融化并完成分装（提前对各类样本进行融化预实验，计算平均融化时间）。例如每天上午8点开始出库血细胞，上午9点之前完成所有血细胞出库，在常温下（15℃~25℃）融化1小时，上午10点开始进行分装，中午12点前完成血细胞分装（包括递交给申请人的样本以及二次分装重新入库的样本），所有批次必须保持一致；对于冻存管或冻存瓶破裂的情况，应提前准备好洁净、干燥的大规格离心管或者玻璃烧杯，将破裂的冻存管或冻存瓶连同其保存的样本放入大规格离心管或者玻璃烧杯中融化，避免样本损失或者污染；加强过程记录和质控，通过表格（纸质和电子）、照片和录像等方式对整个过程进行详细记录，加强环节质控，综合以上因素和生物样本库自身条件制定详尽的生物样本出库分装工作方案，每种生物样本单独制定出库分装工作方案，并明确各环节负责人，充分讨论方案的可行性，最后形成正式的执行方案。

2. 制作生物样本出库和分装记录表　生物样本库管理员负责制作生物样本出库记录表，详细记录出库日期、出库序号、样本类型、样本编码、出库编码、样本在冰箱中位置、申请样本量、出库开始时间、出库结束时间、出库用时、备注（记录是否存在位置出错、冻存管破裂、标签脱落等情况）和负责人签名（表4-1）。制作生物样本分装记录表，详细记录分装日期、样本类型、样本编码、出库编码、申请样本量、出库后剩余样本分装管数、分装开始时间、分装结束时间、分装用时、分装环境温度、剩余样本归库日期、备注（记录是否存在样本污染、冻存管破裂等情况）和负责人签名（表4-2）。制作好出库和分装记录表后，样本库管理员提前将电子表格打印成纸质表格交给出库和分装工作人员。

3. 出库操作　负责样本出库的工作人员提前准备好纸质冻存盒（血细胞或者血浆：9×9冻存盒，尿液：9×9冻存盒）、洁净的离心管（15ml或者50ml）或者玻璃烧杯（200ml）、生物样本出库记录表、生物样本分装记录表、签字笔等。在每天固定时间出库样本，根据样本在冰箱中的位置找到其所在的样本冻存盒，在冻存盒中找到该样本将其取出放入纸质冻存盒，根据出库记录表中的出库顺序寻找样本，依次放入纸质冻存盒中。在出库记录表上完整记录相关信息，相关负责人签名，并将纸质记录表拍照发给样本库管理员存档，将出库的样本放在样本处理室实验台上，常温融化。

4. 分装操作

（1）血细胞的分装

1）分装前准备冰袋、托盘、1 000μl移液器、移液器吸头、1.5ml EP管、9×9冻存盒、乳胶手套、医用口罩和记号笔等，将冰袋铺在托盘中，再将冻存盒放在冰袋上。

2）将完全融化的血细胞用移液器反复吹吸10次，使用移液器取申请体积（例如500μl）的血细胞装进1.5ml EP管，并使用记号笔在1.5ml EP管管壁上标记出库编码（"出库批次"+"-阿拉伯数字"，例如20200001-1、20200001-2……），依次将分装好血细胞的1.5ml EP管装进9×9冻存盒，使用记号笔在冻存盒盖子上标记出库生物样本的类型、数量、日期和负责人，并拍照存档。出库的血细胞暂时放在4℃冷藏柜保存，然后提供给申请者。分装人员在生物样本分装记录表上详细记录相关信息并署名。

表 4-1 生物样本出库记录表

出库日期	出库序号	样本类型	样本编码	出库编码	位置	申请样本量/μl·mg⁻¹	开始时间	结束时间	用时/min	备注
20200101	1	血细胞	××A001M–AU1X0	20200001–1	1号–80℃冰箱–Tier1–Box1–A/1	500μl	08:00	09:00	60	无
20200101	2	血细胞	××A002M–AU1X0	20200001–2	1号–80℃冰箱–Tier1–Box1–A/2	500μl	08:00	09:00	60	无
					……					

样本库管理员（签名）：　　　　　样本出库人员（签名）：

表 4-2 生物样本分装记录表

分装日期	样本类型	样本编码	出库编码	申请样本量/μl·g⁻¹	剩余样本分装管数	剩余样本分装体积/μl或g·管⁻¹	开始时间	结束时间	用时/min	环境温度/℃	剩余样本归库日期	备注
20200101	血浆	××A001M–AP1X0	20200002–1	50μl	4	100μl	10:00	12:00	120	25	20200102	无
20200101	血浆	××A002M–AP1X0	20200002–2	50μl	5	100μl	10:00	12:00	120	25	20200102	无
						……						

样本库管理员（签名）：　　　　　样本分装人员（签名）：

（2）血浆的分装

1）分装前准备冰袋、托盘、100μl 移液器、移液器吸头、1.5ml EP 管、9×9 冻存盒、乳胶手套、医用口罩和记号笔等，将冰袋铺在托盘中，再将生物冻存盒放在冰袋上。

2）将完全融化的血浆冻存管在涡旋仪上涡旋混匀（30 秒），使用移液器取申请体积（例如 50μl）血浆装进 1.5ml EP 管，并使用记号笔在 1.5ml EP 管管壁上标记出库编码（"出库批次" + "– 阿拉伯数字"，例如 20200002–1、20200002–2……），依次将分装好血浆的 1.5ml EP 管装进 9×9 冻存盒，使用记号笔在冻存盒盖子上标记出库生物样本的类型、数量、日期和负责人，并拍照存档。出库的血浆暂时放在 4℃冷藏柜保存，然后提供给申请者。分装人员在生物样本分装记录表上详细记录相关信息并署名。

（3）尿液的分装

1）分装前准备冰袋、托盘、1 000μl 移液器、移液器吸头、2ml EP 管、9×9 冻存盒、乳胶手套、医用口罩和记号笔等，将冰袋铺在托盘中，再将生物冻存盒放在冰袋上。

2）将完全融化的尿液冻存管（10ml）或者尿瓶（100ml）在涡旋仪上涡旋混匀（30 秒），使尿液处于匀质状态，使用移液器取申请体积（例如 2ml）尿液装进 2ml EP 管，并使用记号笔在 2ml EP 管上标记出库编码（"出库批次" + "– 阿拉伯数字"，例如 20200003–1、20200003–2……），依次将分装好尿液的 2ml EP 管装进 9×9 冻存盒，使用记号笔在冻存盒盖子上标记出库生物样本的类型、数量、日期和负责人，并拍照存档。出库的尿液暂时放在 4℃冷藏柜保存，然后提供给申请者。分装人员在生物样本分装记录表上详细记录相关信息并署名。

5. 出库后剩余样本二次分装及归库　根据不同的样本类型及未来研究可能使用样本的量规划首次出库后剩余样本二次分装的量和管数，这样既可以降低样本反复冻融的次数，避免造成样本浪费，也可以提高生物样本的使用效率。例如血细胞主要用于 DNA 提取，用来开展基因测序分析，如果提取的 DNA 满足基因测序的要求，一份血细胞无需反复多次提取 DNA，仅需要提取一次。因此，对于血细胞样本不推荐进行二次分装，将出库后剩余血细胞重新放回冻存盒，根据生物样本出库记录表将血细胞放回其在冰箱中的原始位置，完成归库工作，同时在样本管理软件上记录血细胞出库日期、出库量、归库日期和操作者等。对于首次分装后剩余的血浆、尿液样本建议进行二次分装并重新入库，对于从血细胞提取的 DNA 原液可作为衍生样本进行入库。

（1）出库后剩余血浆使用 100μl 移液器分装入 1ml 冻存管，每支冻存管分装规定体积（例如 100μl），也可以根据未来研究可能使用的样本体积进行不同体积的分装（例如代谢组学分析需要 20μl、某种外源性化学物检测需要 500μl），根据出库编码，在分装血浆的冻存管壁上暂时标记二次分装复管编码（"出库批次" + "– 阿拉伯数字" + "– 阿拉伯数字"，例如 20200002–1–1、20200002–1–2……），按照编码顺序将分装的血浆冻存管依次装进 9×9 冻存盒，使用记号笔在冻存盒盖子标记出库生物样本的类型、数量、日期和负责人，并拍照存档。样本库管理员根据标记在冻存管上的二次分装复管编码查找血浆对应的原始编码，再根据血浆原始编码提取研究对象家庭编码，并根据每份血浆二次分装复管的数量制作二次分装样本正式编码表（表 4–3），生物样本库入库专员根据二次分装样本正式编码表打印分装样本二维码标签，将这些二次分装的血浆样本贴好标签、入盒、整理、扫码入库并保存在 –80℃冰箱中，之后统一入库。最后在样本管理软件上记录血浆出库日期、出库量、二次分装血浆归库日期和操作者等。

表 4-3 二次分装样本正式编码表

出库日期	样本类型	样本编码	出库编码	剩余样本分装管数	第1管	第2管	第3管	第4管	第5管	……
20200101	血浆	××A001M–AP1X0	20200002-1	4	××A001M–AP2X0	××A001M–AP3X0	××A001M–AP4X0	××A001M–AP5X0		
20200101	血浆	××A002M–AP1X0	20200002-2	5	××A002M–AP2X0	××A002M–AP3X0	××A002M–AP4X0	××A002M–AP5X0	××A002M–AP6X0	
						……				

样本库管理员（签名）：

样本入库人员（签名）：

日期：

（2）出库后剩余尿液使用1 000μl移液器分装入2ml冻存管,每支冻存管分装规定体积（例如2ml）,也可以根据未来研究可能使用的样本体积进行不同体积的分装（例如代谢组学分析需要1.5ml、某种外源性化学物检测需要1.8ml）,根据出库编码,在分装尿液的冻存管壁上暂时标记二次分装复管编码（"出库批次"+"–阿拉伯数字"+"–阿拉伯数字",例如20200003-1-1、20200003-1-2……）,按照编码顺序将分装的尿液冻存管依次装进9×9冻存盒,使用记号笔在冻存盒盖子标记出库生物样本的类型、数量、日期和负责人,并拍照存档。样本库管理员根据标记在冻存管上的二次分装复管编码查找尿液对应的原始编码,再根据尿液原始编码提取研究对象家庭编码,并根据每份尿液二次分装复管的数量制作二次分装样本正式编码表,生物样本库入库专员根据二次分装样本正式编码表打印分装样本二维码标签,将这些二次分装的尿液样本贴好标签、入盒、整理、扫码入库并保存在–80℃冰箱中,之后统一入库。最后在样本管理软件上记录尿液出库日期、出库量、二次分装尿液归库日期和操作者等。

（3）衍生生物样本的归库,以从血细胞提取的DNA样本为例。将实验后剩余的DNA原液装入1.5ml EP管,在EP管壁上标记对应血细胞样本的出库编码（"出库批次"+"–阿拉伯数字",例如20200001-1、20200001-2……）。根据标记在冻存管上的出库编码查找对应血细胞的原始编码,再根据血细胞原始编码提取研究对象家庭编码并根据衍生样本编码规则对DNA样本重新编码,制作衍生样本正式编码表（表4-4）,样本入库专员根据衍生样本正式编码表打印标签,将打印好的标签贴在1.5ml EP管上,将贴好标签的DNA样本装入9×9纸质冻存盒,使用记号笔在冻存盒盖子标记生物样本的类型、数量、日期和负责人,并拍照存档。对所有贴好标签的DNA样本进行扫码入库,于–80℃冰箱保存,并在样本管理软件上记录入库日期和操作者等。

表4-4　衍生样本正式编码表

出库日期	样本类型	样本编码	出库编码	衍生DNA原液编码
20200101	血细胞	××A001M–AU1X0	20200001-1	××A001M–AU1D0
20200101	血细胞	××A002M–AU1X0	20200001-2	××A001M–AU1D0
		……		

样本库管理员（签名）:　　　　样本入库人员（签名）:　　　　　　　　日期:

（三）过程记录及质量控制

在生物样本出库和分装过程中,样本库管理员使用视频录像（DV录影）的方法记录出库和分装过程。重点记录操作人员是否正确穿戴工作服、口罩、手套,是否规范操作,不规范情况说明（移液器使用不规范、未将样本混匀等）,是否按照方案中规定的时间节点和时间区间完成每部分工作,记录表是否填写完整,不完整情况说明（环境温度记录不属实、存在漏填、负责人未署名等）。样本库管理员制定生物样本出库分装视频质控记录表（表4-5）,通过观看录像对表格中的质控内容逐一核对并进行评估（可分为优秀、合格和不合格三个等级）,质控结果较差的工作人员需要进行重新培训或者调换工作岗位。出库后样本库管理员根据出库和分装记录表抽查当日出库数量5%的样本,现场检查样本出库编码和出库顺序是否与记录表记录一致,检查分装样本的量是否达到申请出库量,填写生物样本出库分装现场核查质控记录表(表 4-6),记录和视频质控工作应与出库分装工作同一天完成。所有视频文件要与样本出库、分装、质控等记录表(电子)共同存档。

表 4-5　生物样本出库分装视频质控记录表

被质控人员	是否正确穿戴防护设施(工作服、口罩、手套)	是否规范操作	不规范情况说明	是否按时完成	是否完整记录过程	不完整情况说明	评估等级	备注
×××	是	是	—	是	是	—	优	无
×××	否	否	移液器使用不当,样本倒吸进移液器中	否	否	分装人员未署名	不合格	无
				......				

样本库管理员(签名):　　　　　　　　　　　　　　日期:

表 4-6　生物样本出库分装现场核查质控记录表

出库日期	样本类型	样本编码	出库编码是否与出库记录一致	出库编码是否与分装记录一致	分装样本量是否与记录一致	备注
20200101	血细胞	××A001M-AU1X0	是	是	是	无
20200101	血细胞	××A002M-AU1X0	是	是	是	无
		......				

样本库管理员(签名):　　　　　　　　　　　　　　日期:

(四)注意事项

样本分装过程中禁止移液器吸头重复使用,避免样本交叉污染。分装过程中产生的生物危害垃圾单独存放,统一处理。同一批次样本分装时使用的耗材货号、批次需要保持一致。

十三、总结

越来越多的大型出生队列研究已经开展生物样本库的建设和生物样本的收集。因此,对生物样本进行标准化的采集和处理至关重要。本章节从样本采集对象、采集时间节点、采集过程、处理过程、分装方案、质量控制和注意事项等多方面详细介绍了大样本人群出生队列研究过程中生物样本标准化采集和处理的流程,为建立高标准现代化的生物样本库提供了理论依据和宝贵经验。

第二节 生物样本编码和保存

一、简介和意义

为了保证生物样本信息具有唯一性和可识别性,便于高效管理,对生物样本需要进行统一编码[21]。此外,生物样本保存的环境和条件对样本的质量尤为关键。生物样本保存过程中用到的冻存管、冻存盒和冻存设备等都会对生物样本的质量产生影响,冷冻温度及冻融次数也会影响生物分子的降解及变性。因此,对于海量生物样本的长期保存需要严格规范样本保存的环境和条件[22]。

本节详细介绍了大型人群出生队列生物样本编码规则,所举例子仅供参考,不同研究生物样本编码设置要结合实际情况进行编制。同时对生物样本保存的条件、样本扫码、保存步骤等进行了详尽说明,为提高生物样本科学管理打下基础。

二、生物样本的编码

(一)概述

在大型人群出生队列研究中会涉及不同类型、不同时间点、不同采集现场生物样本的采集和保存工作。对于研究中收集的海量生物样本,需要给予明确的标识用于识别生物样本信息,便于生物样本快速入库和出库,为科学研究中生物样本的使用提供快捷高效的服务。对于编码的要求,需要满足唯一性、字符通俗易懂、字符种类多样性(例如可以使用字母、数字、罗马数字等)、二维码信息与字符编码对应等特点,以下以国内某大型出生队列为例进行样本编码的详细介绍。

(二)编码设置

1. 以国内某大型出生队列自然妊娠家庭采集生物样本的编码规则及解释为例

(1)通过社区医院纳入的研究对象生物样本编码规则及解释

例子:××A001M-AU1X0

说明:该编码共 12 位字符(不包括"-"),"-"之前的 7 位字符代表被采样者特征,"-"之后的 5 位字符代表生物样本特征(表4-7)。

表4-7 编码单元解释

单元	一	二	三	四	五	六	七	八
数位	××	A	1	M	A	U	1	X0
含义	机构 ××	社区A	家庭号 001	性别男	时间点A	样本种类U	复管1	衍生样本0

（2）通过妇幼保健医院纳入的研究对象生物样本编码规则及解释

例子：××0001M–AU1X0

说明：该编码共12位字符（不包括"–"），"–"之前的7位字符代表被采样者特征，"–"之后的5位字符代表生物样本特征（表4-8）。

表4-8 编码单元解释

单元	一	二	三	四	五	六	七
数位	××	1	M	A	U	1	X0
含义	机构××	家庭号0001	性别男	时间点A	样本种类U	复管1	衍生样本0

2. 以国内某大型出生队列接受辅助生殖技术治疗家庭采集生物样本的编码规则及解释为例

例子：××0001M1A1U1X0

说明：该编码共14位字符，前7位字符代表被采样者特征，后7位字符代表生物样本特征（表4-9）。

表4-9 编码单元解释

单元	一	二	三	四	五	六	七	八	九
数位	××	1	M	1	A	1	U	1	X0
含义	机构××	家庭号0001	性别男	治疗周期1	时间点A	采样序号1	样本种类U	复管1	衍生样本0

三、生物样本的保存

（一）概述

低温冷冻保存是生物样本长期保存的一种有效方法，主要通过降低细胞代谢率来实现保存目的。根据样本类型、样本中物质分解速度及研究目的的不同，不同类型的生物样本保存条件和温度也不同。新鲜血液样本通常冷藏保存，长期保存需要将血液样本分离成血浆、血清、血细胞，再保存在超低温环境中；尿液、卵泡液、精浆和粪便样本保存在超低温环境中；精子、细胞以及组织样本保存在超低温或者液氮环境中。因此，不同类型的样本需要进行区别对待。以下根据不同的生物样本类型，详细介绍样本的保存条件和要求[23]。

（二）生物样本的存储条件

1. 血液的保存 新鲜血液样本在冷藏（2~8℃）环境下保存不超过24小时，需要及时进行离心分装，分离出的血浆或者血清在超低温冰箱（–80℃）保存，分离出的血细胞在超低温冰箱（–80℃）保存。

2. 尿液的保存 新鲜尿液样本在冷藏（2~8℃）环境下保存不超过24小时，分装后的尿液在超低温冰箱（–80℃）保存。

3. 卵泡液的保存 卵泡液属于体液样本，样本收集后及时进行分装处理，分装后的卵泡液在超低温冰箱（-80℃）保存。

4. 精液的保存　精液样本在完成常规分析后,剩余精液需要进行离心分装,分离出的精浆在超低温冰箱（-80℃）保存,分离出的精子在液氮罐中（-196℃）保存。

5. 细胞、组织样本的保存　胎盘、子宫内膜等细胞、组织样本分装后在超低温冰箱（-80℃）或者在液氮罐中（-196℃）保存。

6. 胎粪的保存　胎粪样本分装后在超低温冰箱（-80℃）保存。

（三）生物样本入库

1. 样本标签扫码查重

（1）入库样本为签署知情同意书、完成样本前处理以及标签信息完整的生物样本,包括血浆、血细胞、尿液、卵泡液、精浆、精子、胎盘、胎粪等及出库后的衍生样本,如 DNA、蛋白质等。

（2）按照不同时间节点、不同样本类型和不同采样机构,将装满冻存盒的样本进行标签二维码扫描,使样本编码按顺序落入扫码表格单元格中,一盒样本编码落入一列单元格,完成扫码表格的制作（表 4-10）,在入库之前需要对所有样本编码进行查重,确保编码无重复。

表 4-10　扫 码 表 格

样本编码	样本类型	盒子名称	汇交日期
××0001M-AU1XO	男性血细胞	BOX-1	×××××××
......			

2. 样本的保存　根据样本类型将不同种类的生物样本分别保存在超低温冰箱或液氮罐中,记录样本在冻存设备中的位置,具体到冰箱号、层号、冻存架号、冻存盒号及坐标位置。

3. 入库样本信息导入

（1）根据冰箱或者液氮罐存储空间的布局在样本管理软件中建立虚拟存储空间的层级关系,根据冻存盒在冻存设备中分配的实际位置找到其在管理软件中对应的虚拟位置,具体到冰箱号、层号、冻存架号和冻存盒号。

（2）将样本编码（整盒）导入样本管理软件分配的虚拟位置,具体到冰箱号、层号、冻存架号和冻存盒号,软件会自动给整盒生物样本分配其在虚拟冻存盒中的坐标位置,该位置信息与样本在冻存盒中的实际位置相对应。

（3）完成样本信息导入后,样本库管理员抽取一定比例的入库样本进行实物与样本管理软件中对应信息的核对,同时做好相关记录。

（四）注意事项

1. 保存样本的冻存管要达到该样本冻存温度的耐受要求,确保冻存管不破裂。

2. 样本编码查重及逻辑核查需要在入库前完成,防止出现信息错误或者重复。

3. 低温操作需要注意安全,工作人员必须穿戴防护设施,防止受伤。

四、总结

大型人群出生队列研究会采集海量生物样本,且样本种类繁多、样本采集时间节点众多。因此,对生物样本科学管理和长期保存提出了更高要求。单元化、模块化的生物样本编码能够给样本管理者提供一目了然的生物样本信息,高效地运用编码规则中每个字符及其注释可以将整套编码规则快速应用于其他研究项目及衍生样本的编码。对于生物样本的保存,选择化学物或者金属溶出本底相对较低的冻存耗材,牢固的样本冻存盒和冻存架也是生物样本长期冻存的基础。此外,掌握冻存温度、冻融次数对生物样本的影响将为生物样本长期保存、保证样本质量提供科学依据[24]。

第三节　生物样本转运

一、简介及意义

对于多中心大样本量出生队列研究,通常涉及多现场、多时间节点和多种类型的生物样本采集、处理和保存。为了进一步实现数据及生物样本资源的开放共享,需要将分中心的部分生物样本汇交到主中心生物样本库,进行统一保存、管理和检测。在此过程中涉及到生物样本长距离转运,其中转运过程中的保存温度、转运方式及转运时间均会对生物样本产生影响。因此,需要对生物样本的转运条件提出要求[25,26]。

本节主要介绍了出生队列多中心生物样本汇交的转运要求、操作流程和注意事项等,以期保证生物样本的质量。

二、转运要求

(一)转运温度要求

冷藏样本需要足够的冰块或冰袋将样本维持在 2~8℃ 进行转运,低温保存样本需要足够的干冰或液氮将样本维持在低温环境下进行转运。转运过程中应保证制冷剂充足,确保整个转运过程中需要的温度环境。

(二)转运时长要求

从分中心转运到主中心生物样本库,在满足转运温度条件的情况下应尽快完成,一般不超过 24 小时。

(三)转运箱要求

1. 转运箱应材料坚固、密封、保温效果好,且能够防雨、防滑、防碎裂。
2. 转运箱应保持清洁、易于消毒和清洗。
3. 转运箱不宜体积过大,便于转运、携带。
4. 转运箱应配备温度监控和记录设备。

(四)转运交通工具要求

1. 短距离(例如跨市区)转运推荐使用冷链运输汽车,车厢密闭、易清洁、易消毒。
2. 长距离(例如跨省)转运推荐使用航空运输,包装时注意防止震荡。
3. 运输时保持平稳,防止剧烈颠簸,避免样本损坏。

（五）其他要求

1. 有条件的情况下，通过冷链系统对样本在转运过程中的保存温度进行实时监控。

2. 有条件的情况下，通过 GPS 系统对样本的位置进行实时定位。

3. 不同种类样本应独立包装进行转运，不得混合包装。

三、前期准备及注意事项

（一）前期准备

1. 分中心样本管理员将需要汇交的生物样本提前装入冻存盒，并且对所有汇交的生物样本扫描标签上的二维码，用扫码表格（表 4-10）记录汇交样本的编码信息。

2. 提前联系第三方冷链运输服务公司，确定样本类型、数量和揽件具体时间。

3. 主中心生物样本库管理员应当确认生物样本库预留充足空间供分中心汇交样本的保存。

（二）注意事项

1. 分中心样本管理员需要反复确认扫码表格中样本编码是否与样本管编码相对应，且对表格中编码进行查重，确保无误。

2. 第三方冷链运输服务公司需要提供足量的制冷剂，保证转运全程样本保存温度符合要求。

四、转运步骤

以国内某大型出生队列血浆样本汇交转运为例。

（一）样本入盒

血浆冻存管摆放规则：以 9×9 冻存盒为例，冻存管规格为 1ml 冻存管，每盒 81 管样本，相同时间节点血浆样本装入一个冻存盒。

（二）样本扫码整理

1. 当冻存盒装满冻存管后，分中心样本管理员使用扫码枪对整盒样本进行二维码扫描。

2. 准备冰袋和托盘，将冰袋铺在托盘中，再将冻存盒放在冰袋上，将扫码枪连接到电脑上，打开扫码表格，准备扫码。

3. 打开冻存盒盖子，将冻存盒一个拐角的样本位置标记为 A1，从 A1 位置开始扫码，按照从左向右的顺序逐行扫码（A1-A9、B1-B9、C1-C9……），A1 位置样本编码将落在表格中第一列第二个单元格（第一个单元格为表头"样本编码"），A2 位置样本编码将落在表格中第一列第三个单元格，依此类推，同一盒样本编码落在表格同一列单元格中，具体步骤见图 4-14，完善扫码表格信息。

4. 扫码结束后需要在冻存盒标签上填写相关信息，主要包括分中心代码、盒子编码（例如：BOX-1）、样本类型、数量、转运日期、负责人，要求字迹清晰不脱落，将扫码表格发给主中心生物样本库管理员。

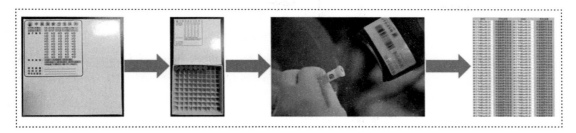

图 4–14　9×9 冻存盒样本扫码流程图（适用于血液、精液、卵泡液等生物样本）

（三）冷链转运

分中心样本管理员在转运前一天联系第三方冷链物流有限公司，与物流公司确定本次转运样本的数量和要求。物流公司安排工作人员携带足量干冰和专用样本转运箱，前往分中心样本库揽件，全程使用干冰制冷，使用温度探头记录转运过程中样本保存温度。

（四）样本交接

汇交样本到达主中心生物样本库之后，由出生队列主中心生物样本库管理员负责样本交接。样本库管理员根据扫码表格对汇交的样本进行清点和核对。

（五）样本入库

交接完成后，出生队列主中心生物样本库入库专员根据规划的位置对汇交样本进行入库，并完成相应信息登记。

五、总结

对于多中心大型出生队列研究项目，数据及生物样本资源的开放共享已经成为趋势。然而样本库在数据样本资源开放共享过程中会遇到诸多问题，例如多中心样本采集、处理SOP 存在差异，样本保存能力和条件参差不齐，样本标签编码规则各异，质量控制水平不一，样本数据收集的齐全度不同，这些给生物样本资源的汇交、管理和使用带来了不少挑战。因此，在多中心出生队列研究设计之初，需要做好顶层设计，在充分考虑不同地区经费、人员、场地、管理水平差异的情况下，求同存异，制定统一的标准操作规程、质控方案、编码规则、样本保存方案、数据格式等，力求所有分中心的生物样本实现远程、标准化统一管理[27]，为出生队列建设标准化的、可以开放共享的数据样本资源库打下基础。

参 考 文 献

［1］Heintz–Buschart A，May P，Laczny C，et al. Integrated multi–omics of the human gut microbiome in a case study of familial type 1 diabetes［J］. Nature Microbiology，2017. 2：16227.

［2］Wang P，Ng Q，Zhang B，et al. Employing multi–omics to elucidate the hormetic response against oxidative stress exerted by nC_（60）on Daphnia pulex［J］. Environmental Pollution，2019，251（AUG. ）：22–29.

［3］Pukkala E. Nordic biological specimen bank cohorts as basis for studies of cancer causes and control: quality control tools for study cohorts with more than two million sample donors and 130, 000 prospective cancers. Methods Mol Biol, 2011. 675: 61–112.

［4］Alves–Santos N H, Cocate P G, Benaim C, et al. Prepregnancy Dietary Patterns and Their Association with Perinatal Outcomes: A Prospective Cohort Study［J］. Journal of the Academy of Nutrition and Dietetics, 2019.

［5］侯艳香. 血液标本的采集［J］. 实用医技杂志, 2007. 14（3）: 119–120.

［6］Tatsumi N, Miwa S, Lewis S M. Specimen Collection, Storage, and Transmission to the Laboratory for Hematological Tests［J］. International Journal of Hematology, 2002, 75（3）: 261–268.

［7］Elliott P, Peakman A T C, Biobank O B O U. The UK Biobank sample handling and storage protocol for the collection, processing and archiving of human blood and urine［J］. International Journal of Epidemiology, 2008, 37（2）: 234–244.

［8］Wu M Y, Shu Y L, Song L L, et al. Prenatal exposure to thallium is associated with decreased mitochondrial DNA copy number in newborns: Evidence from a birth cohort study［J］. Environment International, 2019. 129: 470–477.

［9］Hu J, Wu C S, Zheng T Z, et al. Critical Windows for Associations between Manganese Exposure during Pregnancy and Size at Birth: A Longitudinal Cohort Study in Wuhan, China［J］. Environmental Health Perspectives, 2018. 126（12）: 127006.

［10］Martinez R M, Liang L, Racowsky C, et al. Extracellular microRNAs profile in human follicular fluid and IVF outcomes［J］. Scientific Reports, 2018. 8（1）: 17036.

［11］Estes S J, Ye B, Qiu W, et al. A proteomic analysis of IVF follicular fluid in women <or=32 years old［J］. Fertility & Sterility, 2009. 92（5）: 1569–1578.

［12］Rosen M P, Zamah A M, Shen S, et al. The effect of follicular fluid hormones on oocyte recovery after ovarian stimulation: FSH level predicts oocyte recovery［J］. Reproductive Biology and Endocrinology, 2009, 7（1）: 35.

［13］Rarani F Z, Golshan–Iranpour F, Dashti G R. Correlation between sperm motility and sperm chromatin/DNA damage before and after cryopreservation and the effect of folic acid and nicotinic acid on post–thaw sperm quality in normozoospermic men［J］. Cell and Tissue Banking, 2019, 20（3）: 367–378.

［14］倪文丽, 王宝俊, 田甜, 等. 精浆生物大分子氧化损伤与精液参数的相关性研究［J］. 中国计划生育学杂志, 2017. 25（10）: 676–679.

［15］Shin J, Kim B M, Ha M, et al. The Association Between Mercury Exposure and Atopic Dermatitis in Early Childhood: A Mothers and Children's Environmental Health Study［J］. Epidemiology, 2019, 30 Suppl 1: S3–S8.

［16］Ernst, A, Brix N, Llb L, et al. Exposure to Perfluoroalkyl Substances during Fetal Life and Pubertal Development in Boys and Girls from the Danish National Birth Cohort［J］. Environmental Health Perspectives, 2019. 127（1）: 17004.

［17］Zhang L, et al. Prenatal cadmium exposure is associated with shorter leukocyte telomere length in Chinese newborns［J］. BMC Med, 2019. 17（1）: 27.

［18］Feng S M, et al. Repair and sensory reconstruction of the children's finger pulp defects with perforator pedicled propeller flap in proper digital artery［J］. Eur Rev Med Pharmacol Sci, 2017. 21（16）: 3533–3537.

［19］李猛. 母血、脐血及胎盘组织中 CTRP3 水平与巨大儿的相关性［J］. 现代妇产科进展, 2019. 28（08）: 573–575.

［20］李新敏, 张瑶, 陈慧萍, 等. 18 398 例子宫内膜诊刮结果临床病理分析［J］. 中国医学工程, 2020（01）: 11–15.

［21］Betsou F, Lehmann S, Ashton G, et al. Standard Preanalytical Coding for Biospecimens: Defining the Sample PREanalytical Code［J］. Cancer Epidemiology Biomarkers & Prevention, 2010, 19（4）: 1004–1011.

［22］Chen W C, Robyn K, Andrew M, et al. The Integrity and Yield of Genomic DNA Isolated from Whole Blood Following Long-Term Storage at −30 degrees［J］. Biopreservation and Biobanking, 2018. 16（2）: 106–113.

［23］Campbell L D, Astrin J J, Desouza Y, et al. The 2018 Revision of the ISBER Best Practices: Summary of Changes and the Editorial Team's Development Process［J］. Biopreservation and Biobanking, 2018, 16（1）: 3–6.

［24］Wang Y, Zheng H, Chen J, et al. The Impact of Different Preservation Conditions and Freezing-Thawing Cycles on Quality of RNA, DNA, and Proteins in Cancer Tissue［J］. Biopreservation & Biobanking, 2015, 13（5）: 335–347.

［25］Knott C S, Panter J, Foley L, et al. Changes in the mode of travel to work and the severity of depressive symptoms: a longitudinal analysis of UK Biobank［J］. Preventive Medicine, 2018, 112: 61–69.

［26］Mads, Nybo, Janne, et al. Sample transportation-an overview［J］. Diagnosis（Berlin Germany）, 2019. 6（1）: 39–43.

［27］Nussbeck S Y, et al. How to design biospecimen identifiers and integrate relevant functionalities into your biospecimen management system［J］. Biopreserv Biobank, 2014. 12（3）: 199–205.

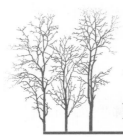

第五章 生物样本库建设与管理

生物资源对生命科学的研发及其应用至关重要,生物样本库是构建和管理用于临床研究所需的生物资源,也是探索疾病发生、发展、转归、诊断和治疗,以及药物研发、健康预防等研究与转化应用的重要基础。以规范化的方式进行生物样本库实体库建设与管理,是正确使用和共享生物样本资源的根本保证,建立一个标准化管理体系具有重要意义。生物样本库作为生命科学基础研究与转化医学研究的战略性资源,其重要性日益凸显,各国政府近年来都加大了对生物样本库建设的资金投入。欧美国家样本库建设起步较早,已建成高度成熟的肿瘤样本库等一些专业化特色疾病样本库,并已逐步向标准化、规范化、专业化、信息化方向发展,我国大多数生物样本库建设起步晚,当前我国对于样本库的管理还在初级阶段。

生命科学和医学研究都离不开生物样本,生物样本库的建设既是当务之急,又是百年大计。因此,建设一个标准化、规范化、专业化、信息化的生物样本库显得尤为必要。本章将主要从生物样本库空间规划与基建、团队建设、管理制度、保障机制、信息化管理等方面对生物样本库的建设与管理进行介绍。

第一节 生物样本库实体库建设与管理

一、简介与意义

进入 21 世纪以来,队列研究得到蓬勃发展,例如英国的 UK biobank[1]和我国慢性病前瞻性研究项目(China kadoorie biobank, CKB)[2]均为样本量超过 50 万的超大型人群队列。在队列建设过程中除了涉及海量人群数据的采集、存储和管理之外,往往需要采集不同类型的生物样本。常见的生物样本类型有血液、尿液等,而出生队列研究采样时间节点更加频繁,样本类型众多[3],因此需要建立科学、规范、标准化的生物样本库,以实现更好地储存和使用生物样本,探讨和解决生物样本库建设以及生物样本在管理、法律及伦理上的问题,为科学研究提供高质量、有价值的生物样本。

生物样本库最基本的构成包括场地、仪器设备、组织架构、管理制度、样本管理、综合监控系统、质量管理体系、法律法规、伦理审查和资金保障等要素。本节将详细介绍出生队列生物样本库建设所需要的场地、空间规划和基建、仪器设备、团队建设、管理制度、样本管理、综合监控系统、质量管理体系、法律法规、伦理审查和资金保障等内容，以期进一步提高生物样本库实体库建设与管理水平，建设高质量、标准化的生物样本库。

二、生物样本库空间规划与基建

（一）场地基础建设

完善的设施和良好的环境是建设高质量生物样本库的基础。有了理想的生物样本库环境和设施，生物样本库才能安全、高效、高质量地运营，才能标准化地入库和出库。在生物样本库的规划设计中，有关样本贮存的类型、相关贮存和处理条件、预计贮存周期、样本数量增长及贮存所使用材料的预算均为样本库设计的重要元素。生物样本库的场地在建设之初就需要对实验室的安全性进行充分评估，考虑其生物安全和实验室安保两方面的要求，确定实验室生物安全等级。目前，出生队列生物样本库建设可以参考《微生物和生物医学实验室生物安全通用准则》（WS233-2002）、《病原微生物实验室生物安全通用准则》（WS233-2017）、《医学实验室安全认可准则》（CNAS-CL36：2007）、《医学实验室 – 安全要求》（GB 19781—2005）等准则和标准。根据生物样本库常见处理样本的类型、处理方法和现有的场地条件，确定生物样本库实验室安全等级，同时根据生物样本库场地楼层位置考虑是否使用机械通风系统。因此，在生物样本库场地基础建设过程中需要综合考虑生物安全分区、地面处理、储存空间、供电及照明、供排水、设备移动、温湿度、通风、消防安全、门禁管理等多方面因素。

1. 生物安全分区　出生队列生物样本库采集的生物样本具有潜在的生物危害性。按照生物因子污染概率的大小以及生物安全的防护要求，出生队列生物样本库的场地需要进行合理的生物安全分区，主要分为清洁区、半污染区和污染区。其中清洁区主要包括办公室、会议室、耗材存储室、综合监控室和档案室。半污染区包括常温样本存储室、低温样本存储室、超低温样本存储室和液氮样本存储室。而污染区包括样本登记接收室、样本处理室、质控实验室和生物垃圾处理室（图 5-1）。不同的分区通过醒目标识进行提醒。

2. 地面处理　生物样本库存放大型冻存设备如低温冷柜、超低温冰箱和液氮罐的区域应根据生物安全实验室建筑技术规范（GB 50346—2011）[4]对实验室地面承重的要求，除地下室有固定地面的情况，其他楼层的地面必须经过加固处理，承重标准通常不低于 1 吨 /平方米，确保可以承受一定数量设备的重量。除了考虑地面承重，对于生物样本库室内地板应该满足以下要求：地板材料应该采用阻燃材料；地板应该与日常使用的设备和冷却剂相适宜，如在使用液氮的区域，不应使用乙烯基瓷砖，如果液氮溅至地面，将会导致瓷砖爆裂并带来危险；地板阻力不宜太大，方便设备移动；地板应便于清洁，避免卫生死角，避免灰尘堆积，避免真菌、寄生虫、鼠害滋生。

3. 储存空间　生物样本库在规划储存空间时需要充分考虑储存生物样本的类型、冻存设备对工作环境的要求、对空间的充分利用和长远期规划等。不同类型的生物样本需要保存在不同温度环境的设备中，如 4℃低温冷藏柜、–20℃低温冷冻冰箱、–40℃冷柜、超低温冰箱、深低温冰箱和液氮罐，原则上同一类型的冻存设备规划放在同一个空间内，根据设备与

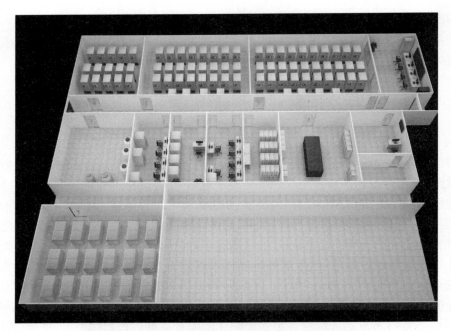

图 5-1　某大型出生队列生物样本库平面分布图示例

墙面及设备与设备之间的距离规划房间内可以存放设备的最大数量，散热较大的设备不宜与液氮罐存放在同一空间，此外，需要注意根据设备的外观尺寸设计房间门的宽度和高度，确保设备可以安全进出。对于大型出生队列生物样本库更需要做好长远期空间规划，对于依托单位可利用空间紧张的情况下，需要根据实际情况进行空间设计，例如房间层高满足一定高度的情况下，可以考虑在房间内设计立体框架式结构，充分利用上层空间，将房间存放设备的能力进一步拓展，可将出生队列生物样本库冷柜间设计成双层立体框架式结构，以增加存储容量（图 5-2）。对于散热较大的设备，还应该考虑设备在房间的摆放位置，通过调整设备散热口的方向引导热量排出，例如对于市面上大部分品牌的 -80℃冰箱，其散热口均在冰箱背面，将冰箱调整成背靠背的位置有助于热量向上传递，进而通过排风设备排出。

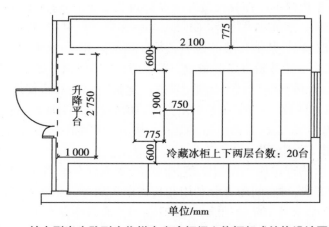

图 5-2　某大型出生队列生物样本库冷柜间立体框架式结构设计图示例

4. 供电及照明　在生物样本库电力供应设计时需要考虑两方面的因素,首先应当考虑到设备电力整体负荷和样本库规模扩大的预期电力总负荷。其次,当出现供电中断时,系统应能自动连接备用电源。对于大功率重要设备如超低温冰箱、中央空调等应该使用单独回路进行配电。生物样本库必须装备备用电源,例如:不间断电源(UPS)、双路供电、发电机等,保证设备不间断供电[5]。当常用电源出现故障或异常时,UPS能瞬间实现电源切换。环境监测系统、氧气监测器、通风系统等独立设备,推荐使用UPS保护,每年应对样本库中使用的UPS进行测试,以确保其备用能力。发电机是最常见的备用供电设备,当常用电源中断时,发电机能自动启动并继续供电,一般情况下,这类装置使用的燃料有:柴油、天然气、丙烷,发电机必须燃料充足,至少满足持续运转48小时(最好是72小时),并且具备燃料储备、补给的能力。出生队列生物样本库所有设备也可采用双电路供电,将冰箱、空调等大功率设备进行单独回路配电。此外,在设备供电终端,生物样本库应当杜绝使用拖线插座,优先考虑设计墙壁插座。对于远离墙壁的设备,推荐设计房顶悬挂式插座或者地面插座,地面插座应当设置一定的离地距离,防止插座浸水。生物样本库应具备良好的照明条件,光照的强弱要依照贮存条件、操作要求、样本的类型、条码/标识等来决定,可分为普通照明及工作照明。普通照明的光源可以是白炽灯、荧光灯、金属卤灯等。在样本贮存密集或顶灯亮度较低的空间,需提供工作照明以读取样本标签上的微小标识,同时还应当考虑光源是否影响样本质量或贮存条件,建议在冷冻样本附近使用荧光灯或者其他不产生热量的光源,减少光源散热对样本融化的影响。在生物样本库安全通道装备安全通道指示灯,在紧急出口处设置应急照明灯,保证在突发事件发生时应急照明灯启动。

5. 供排水　生物样本库的供排水系统建设参照生物安全二级实验室供排水系统要求,供水包括实验室普通自来水,主要用于实验室清洁和工作人员个人清洁。此外,供水系统应当包括实验用纯水,生物样本库设计之初应根据需要设计供水系统。排水系统既要考虑洪涝灾害发生的风险,防止内涝对电器设备的损害,又要考虑生物样本库中生物危害废液的处理[6]。排水系统推荐使用聚氯乙烯管,接口用焊枪焊接。具有生物危害的废液禁止直接排入排水系统,应使用废液瓶进行收集,然后统一处理。

6. 设备移动　对于生物样本库大型设备的移动需要充分考虑电梯的容积和承重能力,尽可能满足大部分设备转移的需要,对于存在地面高度差的区域可以设计移动斜坡便于大型设备水平移动。

7. 温湿度　为了防止排水管冻结及冰箱压缩机系统的超负荷运转所导致的过度磨损和过早失效,保证设备长期高效运行,生物样本库的环境温湿度应该保持在限定范围内。为延长制冷设备的使用寿命,样本库温度宜控制在15~25℃,湿度宜控制在40%~60%。在有自动化储存设备的储存区,湿度要严苛地控制在40%左右。这对于放置有多台冷冻设备的房间尤其重要。同时需要安装室内温湿度探测装置和报警系统,对生物样本库房间温湿度进行监控,一旦室内温湿度超出控制值范围,可以通过空调、通风设备、除湿机等对室内温湿度进行调节,以保证设备在适宜温湿度的环境中正常运行[7]。

生物样本库应保持空气流通,防止液氮挥发、泄漏造成室内缺氧环境,对工作人员造成危害[8],同时过于潮湿的环境会导致细菌、真菌的生长,不仅影响样本质量,也对员工健康造成伤害,生物样本库必须保证良好的通风以防止过于潮湿及冷凝。尤其是在使用冰箱和冷柜的区域必须有足够的空气流动空间,防止温度过高而影响压缩机的性能,在氧含量低或者有害气体产生的区域,例如使用液氮罐及干冰的区域内安装气体监测装置(如 O_2 和 CO_2 监测器)和排气系统。

8. 消防安全 生物样本库应采用基本的安全系统以确保贮存样本的安全性。监测和报警系统应全天候运作,应安排专人随时处理紧急情况,防止或者尽量减小样本损伤。生物样本库应该制定详细的消防计划,定期排查火灾隐患、定期对消防设备进行检查和维护并形成详细记录。生物样本库必须安装符合国家和地方对消防安全要求的消防设备设施,包括消防监测系统,例如火灾自动监测系统,火灾自动监测系统通过电子传感器探测到烟雾、热或火焰,并提供预警,也包括灭火系统,例如喷淋系统、消防栓、非腐蚀性气体灭火器、干粉灭火器、灭火毯、砂桶和防火门[9]。

9. 门禁管理 生物样本库应该配备严格的门禁系统,根据实际情况设置门禁权限,仅对授权人员开放,未授权人员不得入内。有条件的生物样本库建议安装 24 小时防入侵监测系统,通过设置门禁管理保护生物样本和仪器设备的安全,另一方面也能够保护未授权进入的人员免受生物危害的威胁。

(二)仪器设备

生物样本库的建设离不开仪器设备的支持,按照用途主要分为生物样本贮存设备、样本处理设备、样本转移设备等。选择贮存设备时需要考虑以下因素:样本类型、贮存周期及样本使用计划等。除此之外,样本库的容量、结构设计和数量(包括对未来增长的样本数量的估计)也同样是非常重要的。选择样本处理设备时需要考虑生物样本可能存在的生物危害、生物样本处理条件等因素。选择样本转移设备时,考虑设备的保温性能、坚固性等因素。每件设备上都应该有一个唯一的可读的识别码,可以通过电子方式读取[如条形码、射频识别码(RFID)],并标明存储设备类型、温度状况和运行状态等信息。以下部分主要介绍生物样本库建设过程中,常见仪器设备的要求与注意事项。

1. 冷藏箱 通常使用温度低于室温的冷藏箱来保持生物样本的活性,冷藏箱既能保持适当低温,又不会破坏生物样本。冷藏箱还可用于储存冷却剂和添加物,当冷藏箱运行时,应确保其温度保持在合适温度范围内,通常为 2~8℃。每台冷藏箱设置单独回路配电,管理人员需对冷藏箱温度进行实时监控。制定应急预案,设置 24 小时紧急联系电话、联系方式和负责人公示,在设备运行异常或者报警时立即采取措施,保证设备和样本的安全。所有的冷藏箱应设置独立的编号,推荐使用挂锁锁住冷藏箱外门,设置备份钥匙,钥匙领用需要做好登记。

2. 低温冷柜 常用的低温冷柜为 –20℃冷柜,室内推荐设计下挂式电源插座或者地面插座,每台冷柜设置单独回路配电。为了减小冷柜散热对压缩机的影响,冷柜距离墙壁或冷柜与冷柜之间的距离应保证大于 30cm。按照冷柜总数 10% 的比例预留备用冷柜,且保证备用冷柜正常运行,当冷柜发生故障或除霜时,应该有足够的备用冷柜保证样本的储存。冷柜内应装备温度监控装置,监控装置必须经过校准,设置外置监控装置报警阈值,当冷柜温度异常时,外置监控装置将会发出报警信号。使用冷柜时应尽量减少冷柜开启的次数和持续开门的时间,以保证冷柜在合适的温度运行。冷柜需要定期维护,包括定期冷柜除霜、冷柜滤网除尘、检查线路等,并做好记录。制定设备损坏或断电时应急预案,设置 24 小时紧急联系电话、联系方式和负责人公示,在设备运行异常或者报警时立即采取措施,保证设备和样本的安全。所有的冷柜应设置独立的编号,推荐使用挂锁锁住冷柜外门,设置备份钥匙,领用钥匙做好登记。根据冷柜的内部尺寸和样本盒的外部尺寸设计冷柜不锈钢冻存架。

3. 超低温冰箱　常用的超低温冰箱为 −80℃冰箱,室内推荐设计下挂式电源插座或者地面插座,使用 16A 插座,每台冰箱设置单独回路配电。冰箱之间或冰箱与墙壁之间的距离太小有可能导致压缩机过热,缩短压缩机的使用寿命,冰箱距离墙壁或冰箱与冰箱之间的距离应保证大于 40cm。有条件的生物样本库,推荐给冰箱安装紧急情况下使用的后备系统,该系统在断电情况下自动充入液氮或液态二氧化碳对样本进行冷却。按照冰箱总数 10% 的比例预留备用冰箱,且保证备用冰箱正常运行,当冰箱发生故障或除霜时,应该有足够的备用冰箱保证生物样本的周转储存。每一台超低温冰箱需要安装冷链温度监控探头,24 小时监控设备内部温度,设置温度监控探头报警阈值,当冰箱温度异常时,温度监控系统将会发出报警信号,及时处理冰箱故障。使用冰箱时应尽量减少冰箱开启的次数和持续开门的时间,以保证冰箱在合适的温度运行。冰箱需要定期维护,包括定期冰箱除霜、冰箱滤网除尘、检查线路等,并做好记录。制定设备故障应急预案,设置 24 小时紧急联系电话、联系方式和负责人公示,在设备运行异常或者报警时立即采取措施,保证设备和生物样本的安全。所有的冰箱应设置独立的编号,推荐使用挂锁锁住冰箱外门,设置备份钥匙,领用钥匙做好登记,冰箱开关、断电和维护等操作应设置原始登记,根据冰箱寿命长短不断缩小巡检时间。根据冰箱的内部尺寸和样本盒的外部尺寸设计冰箱不锈钢冻存架。

4. 液氮罐　液氮罐适用于长期贮存生物样本,因为液氮极端低温能防止各种导致样本变质的化学和物理变化,同时也降低对冰箱的依赖。一般可将液氮注入液氮罐底部用于保存样本,或者直接将样本浸没在液氮中保存,因此市面上主要存在两种类型的液氮罐:气相液氮罐(≤ −150℃)和液相液氮罐(−196℃)。与液相液氮罐相比,气相液氮罐不仅能够保证样本低于 Tg(玻璃化温度:−132℃)[10] 的临界低温,而且能够避免液相液氮罐的安全隐患。液氮罐须放置在通风良好的避光处,远离其他热源和阳光直射。条件允许的生物样本库应配备液氮塔,对于液相液氮罐,液氮每日使用量和剩余量通过液氮液位尺手动记录,对于气相液氮罐,液氮每日使用量和剩余量通过监控装置自动记录,定期对液氮罐补充液氮。液氮进入室温环境时,会发生汽化并膨胀 700~800 倍,有爆炸的危险,当液氮渗入玻璃、金属以及部分塑料容器并从贮存设备中将其取出时,很容易发生爆炸,因此在操作液氮时,工作人员必须佩戴专用防护面罩和厚型隔热手套,此外应当给每个液氮罐配置挂锁,加强管理。液氮罐需要定期维护,尤其是气相液氮罐,需要对其供气罐进行定期年检,检查罐体、安全阀是否存在泄漏等,维护后需要详细记录维护情况。由于液相液氮能渗透到冻存管内,因此采用液相液氮罐贮存样本时,在使用前必须对冻存管进行严格地测试。液氮泄漏会置换空气中的氧气,所以一定要防范空气缺氧造成的危害,应该采用氧气含量检测装置对空气中的氧气含量进行监测,设置报警阈值。

5. 冷库　相对于冰箱和液氮罐,冷库的存储空间更大,整个空间的温度较均衡,且在冷库中处理生物样本可以减少不必要的冻融。冷库需要安装两套压缩机系统并配备能进行自动切换的控制系统,因此其建设、运行及维护的成本较高,此外,通常情况下冷库难以长期维持超低温及深低温的工作环境。使用压缩机的工作单元应考虑降噪措施,为了减少贮存库工作区域的噪声,将压缩机密闭隔离是非常重要的。在长期存储中,冷冻装置金属部件生锈可能是一个比较严重的问题,因此在高湿度环境中,要做必要的维护以降低空气湿度。冷库必须配有安全开门装置,防止因突发关门导致工作人员被困,同时要注意地面防滑。此外,冷库中不应放置干冰,防止二氧化碳浓度迅速升高导致库里的氧气浓度降低,对工作人员造成危害,建议在冷库中安装氧气与二氧化碳监测装置,在 −20℃或更低温的环境下工作存在一定的危险性,可以考虑使用一些监测设备,保护工作人员的人身安全。需要对冷库定期进行污染物的清除,不能将危险物、易燃物或食物存放在冷库内。

6. 超净工作台　超净工作台是为了保护生物样本而设计的,通过吹过工作区域的垂直或水平层流空气防止生物样本受到工作区域外粉尘或细菌的污染。一旦微生物样品放置于工作区域,层流空气将把带有微生物介质的样品吹向前台工作人员而产生危险。为了降低生物危害对工作人员身体健康带来的风险,同时也避免工作人员对生物样本造成的污染,涉及生物样本处理的相关工作应该在超净工作台下完成。

7. 离心机　生物样本库在处理血液样本及其他类型体液样本时需要使用离心机对不同的样本成分进行分离。根据不同的离心条件配备低速离心机、高速离心机、冷冻离心机等,离心时离心管需要配平。

8. 标签打印机　生物样本库需要配置标签打印机,标签打印机可以打印带有二维码的标签,使用含有唯一编码的标签对生物样本进行高效管理。

9. 样本转运箱　生物样本从采样现场转移到生物样本库的过程中需要使用转运箱,转运箱应当满足保温性能好、抗挤压、不易破碎,且具备温度监控功能。

10. 自动化样本处理工作站　与手工操作和移液器操作相比,自动化的液体样本处理机器人可以提高贮存通量和精确度,减少人为误差。大多数的自动化液体样本处理机器人都配备条形码扫描仪来精确跟踪样本处理全流程,这确保了所有下游处理和分析可以进行适当的样本溯源。

（三）综合监控系统

1. 冷链设备无线监控管理系统　为了确保生物样本质量安全,加强对设备的管理,生物样本库应当建立冷链设备无线监控管理系统,生物样本库中所有冷链储存设备实施 24 小时实时温度监控。这套系统应该具备以下功能:温度监测报警功能,一旦设备温度超过设定报警阈值,系统将自动报警,监控屏幕上设备温度图标会闪烁红色,同时在系统中添加短信、电话、APP 报警模块,实现远程报警。数据报表功能,能够定期对监控设备的温度数据、报警数据等进行分析,可随时查阅并导出,进行长期保存。实时动态温度曲线功能,通过温度曲线对每台设备的温度进行实时监控,及时观察温度波动。系统中数据储存在一个普通计算机替代的服务器内,容量至少可容纳十年以上。目前,市面上有商业化的冷链监控管理系统,可根据自身生物样本库的需要定制冷链监控管理系统。

2. 视频监控系统　为了加强生物样本库的管理,防止未授权人员随意侵入,应该在生物样本库各房间、走廊、出入口等区域安装视频监控设备。视频监控设备应当具备录像回放功能,且最低可以保存一个月的视频录像。

3. 环境监控系统　为了实时监测和控制生物样本库工作环境状态,保障设备的正常运行,需要在生物样本库设置环境监控系统。该系统主要实现对生物样本库房间温湿度、液氮间氧气含量等数据的动态采集、处理和分析,同时具备报警功能。一旦环境状态出现异常,系统会自动报警,生物样本库管理员据此进行空调系统的调节来控制环境温湿度或者处理其他的突发事件。

有条件的出生队列生物样本库可根据实际情况开发生物样本库综合监控系统,包括样本库所有房间的视频监控、房间温湿度监控、门禁系统、液氮间氧气含量监控、–20℃冷柜温度监控、–80℃冰箱温度监控以及报警系统。监控信息都可以通过定制的手机 APP 实现远程观看,一旦冰箱温度、房间温湿度、液氮间氧气含量超过报警阈值,报警系统就会向样本库工作人员进行电话和短信报警。

三、生物样本库团队建设

生物样本库的管理和具体运作需要一支组织高效、分工合理的专业化团队去实现。目前,国内较为成熟的生物样本库组织架构通常由五部分组成:管理委员会、学术委员会、伦理委员会、生物安全评审委员会和执行委员会。不具备条件的样本库也可以依托所在医院的专门委员会。同时安排专人分别负责样本的采集、前处理、样本转运、样本信息数据管理、样本出入库、核酸蛋白提取和质量管理、常务管理等,不同岗位进行相应的培训,定期参加进修、生物样本库专业会议等[11]。此外,出生队列生物样本库的团队建设也包括现场纳入医院或者妇幼保健院设备科、保健科、科教科、信息科、妇产科、检验科等多科室的内部协调,以及场地、人员、设备耗材、样本、信息等各方面问题的完善。与此同时,还需建立一支负责现场人群纳入、问卷调查、人群随访、生物样本采集、临床信息录入的专业团队,有效保障出生队列生物样本库的高效运行。

(一)人员的要求

生物样本库工作人员应有必要的教育背景,相应的工作经验和专业培训,以保证完成岗位所要求的工作内容。除了满足工作岗位必须达到的基本要求外,部分岗位要求拥有国家规定的特殊岗位执业资格或者特殊技能,如从事样本采集的医生和护理人员等需要具备执业医师或者执业技师资格证书,从事压力容器作业的工作人员要取得特种器械作业人员证R2 类。一些专业性比较强的工作岗位需要工作人员掌握某些特殊的工作技能,并通过考核后上岗,如对病理组织的鉴定,掌握某些实验技能等。这需要对人员做一定的考核,来判断其是否已经掌握这些技能,使不同岗位的工作人员能力素质都能符合工作需要。

(二)样本库岗位设置

1. 伦理委员会 生物样本库伦理委员会的委员应当从生物医学领域和伦理学、法学、社会学等领域的专家和非本机构的社会人士中遴选产生,人数不得少于 7 人,同时考虑不同性别的委员组成,少数民族地区应当考虑少数民族委员。必要时,伦理委员会可以聘请独立顾问,独立顾问对所审查项目的特定问题提供咨询意见,不参与表决。伦理委员会委员任期5 年,可以连任。伦理委员会设主任委员一人,副主任委员若干人,由伦理委员会委员协商推举产生。伦理委员会委员应当具备相应的伦理审查能力,并定期接受生物医学研究伦理知识及相关法律法规知识培训。伦理委员会委员的具体职责包括:样本库伦理规范的制定、知情同意书的制定、知识产权相应规范的制定、参与审核使用样本的申请和批准样本的出库与运输、样本库工作的伦理审查[12]。

2. 学术委员会 学术委员会由副教授以上职称的相关专业人员组成。学术委员会应在该部门党政机关领导下工作,但在学术问题上具有相对独立的地位。学术委员会主要职责有:对生物样本库建设及长远期规划进行指导、对生物样本库重大科学问题提供咨询和把关、对生物样本资源的使用进行科学性审查、对生物样本库年度预算和落实情况进行审查、生物样本库运行和管理的监督检查等。

3. 执行委员会 生物样本库需要设置执行委员会,并设执行主席。执行主席是作为总体负责管理样本库的个人,监督管理样本库的所有工作,对样本库的工作有最终的审核批准权。其主要职责包括:确保样本库在预算内运行,有充足的运营资金,保证样本库短期和长期财务稳定。确保适当政策规定样本的使用权限,确保使用样本的请求及时得以满足。建立及维护样本库组织结构和岗位说明书,确保样本库的工作人员充足,经验丰富,其能力与所分配的岗位相适应。确保质量保证的实施,所有操作遵循样本库标准化操作程序,并开展必要的审查。执行委员会委员的职责包括:在执行主席的带领下参与样本库总体策略的制定。参与制定样本库的质量管理体系。通过会议和审核制度,监督管理各部门的工作。组织参与样本使用申请的审核,批准样本的出库和运输。审核批准部门提交的设施设备和资金的申请。审核批准部门提交的人员录用和调换的申请。参与各部门的会议,给出指导性的意见。

4. 样本管理团队 作为生物样本库管理的核心组成部分,样本管理工作内容多样,人员构成最多,设置的岗位有:

(1)样本库主管:保证样本库的相关工作按照标准化操作规程执行,监督管理生物样本的采集、处理、转运、储存、出入库等;

(2)临床医生:负责执行样本的采集,特别是通过手术和解剖采集的样本,例如出生队列分娩期采集的胎盘样本等;

(3)临床助手:和研究对象确认并签订知情同意书,协助临床医生采集样本,独立采集血液等样本,协助收集和整理临床数据;

(4)样本处理员:负责生物样本前处理,特别是血液样本离心分装、组织样本的分装等;

(5)样本出入库专员:负责样本储存的操作,选择合适的储存条件和分配储存位置,样本出入库的操作和管理,追踪核实样本的库存情况,完成样本状态标记;

(6)运输专员:负责按照不同要求运输样本,确保样本在运输过程中的质量,负责样本的内部转移,包括从实验室到样本库和样本库之间的转移,负责安排和联系样本的远程运输,准备运输相关的材料,追踪运输过程。

5. 信息管理团队 信息管理部设有主管和技术人员,管理和维护样本库的信息系统。数据管理员负责出生队列数据的采集和管理,数据备份及数据恢复,保护数据安全。软件工程师负责信息系统软件和其他软件的开发、维护和管理。硬件工程师负责信息系统硬件设施设备的采购、安装调试和维护。

6. 工程设备运维团队 工程设备部由主管和设备管理人员组成。主管负责监督管理与生物样本库设施设备相关的所有工作。设备管理人员参与设施设备的采购,协助厂家进行设备的组装调试和维修,设备的日常维护和紧急情况下的处置,定期进行设备检验和校准,保证设施设备运行的安全。

7. 质量管理团队 质量管理部设两个不同的岗位,分别负责质量体系的建立和质量保证的监查。质量体系专员负责与各部门沟通,并在样本库执行委员会的指导下编写修订生物样本库的质量体系文件,建立标准化的操作流程,分发和回收质量体系文件及相关记录表,并组织内部审核。质量保证检查专员负责按照质量体系文件的要求监督检查各部门的工作流程,发现不符合质量体系的问题,协助及时整改,实施质量控制,保证样本的质量。

8. 其他人员　此外,生物样本库还需要设置人事、财务、采购、法律、网络、实验室安全等相关岗位,推荐积极利用依托单位现有资源,全方位保障生物样本库的正常运行。

(三)考核和培训

1. 人员的考核　生物样本库工作人员的考核根据制定的考核标准操作,由部门主管根据个人表现和职位的适合性进行考核。部门主管和样本库执行委员会委员由样本库执行主席考核,样本库执行主席由上级主管部门考核。考核文件应该保存以备查,并作为员工资料的一部分进行存档。

2. 人员的培训　生物样本库的所有工作人员都应接受规范系统培训,以掌握必需的知识和技能,适应岗位的要求,才能有效地开展工作。培训对于保证样本库工作质量、提高样本库管理水平、培养良好的道德操守、遵守相关的标准、政策和法律法规都有重要意义。样本库内部的培训应该提供给新员工和没有进行过相关培训的工作人员,对于有经验的工作人员提供接受外部培训的机会以求有新的发展,满足新的工作方法、设备升级及监管的要求。

(1)入职基础培训:所有生物样本库新员工都有入职培训程序,使新员工了解和掌握必要的规章制度和工作技能,快速适应在样本库工作的要求。入职培训应包括:职业健康和安全培训、规章制度培训、样本库伦理道德标准培训、保护隐私和保密信息安全培训、信息化管理系统的培训、报告和会议制度培训、基本设施设备使用培训、相关法律法规培训。

(2)岗位技能培训:基本技能培训:提供工作人员特定工作领域的标准化操作程序,阅读和熟悉与其工作相关的内容。参加关于岗位要求培训的实验室技术人员应学习技术流程和接受专门的操作培训,并经实践操作考核合格后上岗。特殊技能培训:样本库组织的特殊工作技能培训。相关的研讨班、会议、继续教育课程、新的职业资格考试,以及与特定岗位相适应的职业健康和安全培训。岗位轮换培训:一种让员工熟悉多个操作程序的培训,并使每位工作人员都能够在需要的时候执行任何一种工作的训练。岗位轮换培训可以减轻员工的工作压力,减少人事变动对工作正常开展的影响,并使担负特殊职责的员工可能受到的身体损害降到最小。

(3)培训的要求:培训时应使用员工精通的语言进行,培训的难度应与员工的理解能力相适应,培训内容应包括所有在用设备的使用指导、标准化操作规程(SOP)、适当的质量控制和质量保证规章等。培训开始前应要求被培训人员阅读所有书面培训内容,培训结束后组织简短的考试以检验员工对培训内容的掌握情况。应定期观察员工表现以确定是否需要在计划的培训间隙中增加培训。

(4)培训材料和人员:完整的质量管理体系文件是最好的培训材料。建立SOP的目的是规范概括工作的过程和地点,使之能用来教育和培训样本库工作人员更好地完成工作。培训的材料如政策或标准操作规程应该及时更新,使其能准确反映当前的流程。培训人员在培训前制定好培训计划,并熟练地讲解每个要点,确保学员了解每一个操作内容。对于一些特殊培训领域,应由具有该领域专业知识的人员提供培训。培训人员应在培训结束后,继续指导学员最初几次对培训内容的执行。培训负责人负责维护学员的培训记录,安排定期接受培训的时间,监督学员按照要求的时间表完成培训。培训负责人同时需要密切协调培训文件的制作和教学活动。

（5）培训评估和记录：生物样本库培训人员应该通过考试、现场操作等方式对培训的效果进行评估判断学员是否达到了培训所要求的学习效果，学习资料是否被阅读和理解等。应当为所有员工设立培训日志，用来记录其所参加的课程、研习班、会议和培训，包括过去已经获得的相关资格。培训结束，应完成完整的培训书面记录，包括培训人员和学员的签名、培训结束日期、培训内容等。员工离职，其培训记录文档应该由质量管理部归档。如果员工发生内部的调动，该员工的培训文档应转至新的部门。

四、生物样本库管理制度

生物样本库应遵循相关标准（如 ISO 20387、GB/T 37864—2019《生物样本库质量和能力通用要求》《中国医药生物技术协会生物样本库标准（试行）》）、伦理规范和法律法规（如《中华人民共和国人类遗传资源管理条例》《中华人民共和国行政许可法》和《中华人民共和国生物安全法》），按照"顶层设计、统筹规划、共建共享"的原则，建立规范的管理制度和信息资源及利益共享机制，以及相应的信息服务平台，为科学研究提供高质量的生物样本[13]。

（一）一般管理制度

生物样本库需要制定一系列管理制度保障其正常运行，常见的管理制度有：生物样本库人员出入管理制度、生物样本库工作制度、生物样本库培训制度、生物样本库例会制度、生物样本使用申请审核制度等。

（二）质量管理体系

为了进一步提高生物样本库标准化建设和质量管理水平，目前国内生物样本库应该建立并维持质量管理体系。ISO9001：2015 是由国际标准化组织于 2015 年发布的质量管理体系通用标准，是生物样本库质量管理体系构建的重要参考和依据，多个国际顶尖生物样本库均参照该标准构建质量管理体系[14]。国际标准 ISO 20387 的生物样本库认可体系，以国际通用标准为基本认可准则，覆盖人类、动植物和微生物领域的完整的生物样本库，认可制度为落实《中华人民共和国人类遗传资源管理条例》提供了良好的参考标准和技术规范，对人类遗传资源的采集保藏和合理利用具有重要指导意义。生物样本库质量管理体系应该建立以下文件：质量控制体系文件、内部审核、管理评审、风险防范措施、质量控制体系文件控制、记录控制、改进及纠正措施等。制定成套生物样本库 SOP，涉及生物样本采集、处理、转运、出入库管理、信息采集等，定期修订并监督执行。

（三）人类遗传资源管理

生物样本库采集的大部分生物样本携带人类遗传信息，因此要加强生物样本库人类遗传资源的管理[15]。2019 年 7 月 1 日，国务院颁布《中华人民共和国人类遗传资源管理条例》（以下简称《条例》），国务院科学技术行政部门将依据该条例对采集、保藏、利用、对外提供我国人类遗传资源进行管理。样本库所依托的法人单位应严格按照《条例》要求，申报人类遗传资源相关活动，并经国务院科学技术行政部门批准后开展，并及时提交年度报告。

（四）生物样本库日常巡查制度

生物样本库的正常运行是生物样本库所有工作的基础，为了确保生物样本库设备不间断正常运行，需要加强对生物样本库的日常巡查。根据生物样本库的自身情况，制定生物样本库巡查制度并且明确巡查内容。巡查制度主要包括：巡查人员培训，主要培训对象包括生物样本库管理员和专职工作人员，需进行理论和现场培训，禁止通过口口相传的方式进行培训，做好详细的培训记录，培训内容如果有更新，需要对所有参与巡查的人员重新培训，培训频次为每季度一次，要求所有参与巡查的人员务必参加；巡查人员排班，排班对象包括生物样本库管理员和专职工作人员，工作日由专职工作人员巡查，按照每人一周的频次轮流排班，每天进行巡查，每天在上班后和下班前各巡查 1 次，周末及法定假期由生物样本库管理员巡查，该期间内也是每天进行巡查，上午和下午各巡查 1 次；巡查执行，所有参与巡查的人员必须严格按照巡查内容进行巡查，不能存在遗漏或者不完全按照要求执行；巡查记录，制作适合自身生物样本库的巡查记录本，所有参与巡查的人员巡查结束后，在巡查记录本上写下巡查日期、完成时间（具体到年月日几时几分）和异常情况等，并在巡查记录本上署名；巡查报告，建立巡查报告工作群（微信群、QQ 群等），工作群包括所有参与巡查的工作人员、生物样本库管理员和生物样本库管代，巡查后工作人员在工作群中汇报巡查情况，包括生物样本库设施设备是否正常运行，巡查过程遇到的任何问题请在巡查记录本详细记录并通报给生物样本库管理员，遇到重大问题立刻在巡查报告工作群汇报，并立刻通知生物样本库管代；巡查监督，利用生物样本库室内视频录像对巡查过程进行督导，生物样本库管代定期（1 次 / 周）通过视频录像抽查巡查情况，对每位巡查人员巡查工作进行评价，评价标准分为优、合格、不合格、差 4 个等级，对不能合格完成巡查工作的人员给予重新培训和指导。巡查内容主要包括（以某大型出生队列生物样本库为例）：检查生物样本库房门是否关闭，门把手是否松动，门栓是否锁住，门禁是否失效；检查房间水龙头是否关闭，是否存在漏水、滴水等情况；检查所有房间、走道普通照明灯、安全通道指示灯、应急照明灯是否正常工作，为了节约能源，在非工作时间生物样本库各房间只保留部分电灯照明（建议关闭一半数量照明）；检查房间空调是否正常运行，空调温度设置在 22℃，设置制冷模式，采用中级风力，为了节约能源，−20℃冷柜房间和 −80℃冰箱房间在每年 1~6 月份、11~12 月份只开启一半数量空调，在每年 7~10 月份开启全部数量空调，其他房间空调在非工作时间保持关闭；对于室内湿度较大的生物样本库，检查除湿机是否正常运行，视房间温湿度探头显示数值判断除湿机是否开启，如果房间湿度在 30%~40%，请及时打开除湿机，如果房间湿度低于 30%，关闭除湿机；结合环境综合监控系统检查室内摄像头是否正常运行；检查 −80℃冰箱房间所有冰箱是否正常运行，检查冰箱门是否上锁，检查冰箱显示屏是否出现异常内容（例如温度、电压异常）；检查 −20℃冷柜房间所有冷柜是否正常运行，记录每台冷柜温度监控探头上的温度，负责人在检查记录本上签字并备注检查日期和时间（具体到年月日几时几分）；检查液氮罐是否上锁，观察液氮液面高度，定期（1 次 /15 天）对液氮罐补充液氮；检查房间、走道、实验台面和水池的卫生情况。

五、生物样本库保障机制

规范的生物样本库需要在学术委员会和伦理委员会的指导下进行建设和管理，这同样也适用于出生队列生物样本库，学术委员会为生物样本库建设及中长期发展制定规划，对生物样本库采集使用等进行科学性审查，对生物样本库运行管理进行检查监督，对生物样本库重大学术研究问题提供咨询，对生物样本库年度预算拟制和落实情况进行指导。伦理委员会主要对生物样本库的各项工作提供伦理学指导,对生物样本采集及使用进行伦理审查,检查指导生物样本库对相关伦理规范和标准的落实情况。生物样本库需要在学术委员会和伦理委员会的指导下科学标准地进行生物样本库建设和管理,拟定生物样本库建设目标、计划与预算等,全面考虑资金来源、成本管理、财政规划,制定生物样本库运行管理章程及生物样本采集、处理、储存的标准规范,按照标准规范进行生物样本采集、处理、分装、转运、储存和管理,生物样本库管理部门还需对质量检测、安全管理等方面负责,确保生物样本库的运行合法合规。

六、总结

目前,我国出生队列生物样本库发展迅猛,其建设和管理水平已经有很大提高,与国际高水平生物样本库的差距正在逐步减小,但生物样本库在标准化、信息化、规范化建设方面仍面临诸多挑战[16]。目前国内现有的出生队列生物样本库仍存在管理不够规范、缺乏统一的规划建设标准等问题,不同生物样本库之间难以形成资源共享,难以建立有效合作。因此,如何建设高标准、规范化、高效运行的出生队列生物样本库,建立共享机制并实现样本资源共享,保证其可持续性发展,是值得继续深入研究和探讨的问题。

第二节　生物样本信息化管理

一、简介与意义

生物样本库的信息化管理是生物样本库建设阶段中必不可少的元素,其重要作用也必将贯穿生物样本库发展与应用的全过程。为提高生物样本库样本质量,避免生物样本出现信息错误、标签混乱、样本污染、降解等质量问题,需要将质量控制贯穿到生物样本库建设和管理的各个环节,其中主要包括样本采集、处理、储存、信息化管理和应用,这些环节紧密联系,相互协调,在此过程中,信息化管理起到至关重要的作用[17],是整个样本库质量的保障。集成化程度高、质量高的信息管理系统能够实现以下功能:推动流程规范化操作、保证信息安全和隐私、自定义工作流程、样本信息追踪和管理、样本资源信息共享等。本节主要介绍出生队列生物样本库信息化管理,包括生物样本管理系统的介绍、生物样本入库、库存统计、样本使用申请审批、出库分装、出库后剩余样本归库、出库样本衍生物入库、出库过程质控记录和样本状态标注等,以期帮助生物样本库工作人员实现生物样本库规范化管理和标准化操作,进一步提高生物样本管理水平,建设高质量、标准化的生物样本库。

二、生物样本管理系统介绍

(一)生物样本管理系统的使用

目前市场上生物样本管理系统种类繁多,在建设生物样本库时,需要充分考虑实际需求选择生物样本管理软件。目前国际上生物样本管理软件主要是商业化的成熟软件,有些软件可以实现个性化模块设置,功能更加丰富[18]。生物样本管理软件不仅可以实现对样品和样品源信息的管理,还可以进一步与标签打印机以及医院 HIS、LIS、PACS 接口对接,有效获取样本相关的临床信息和科研信息是样本库搭建信息化平台的重要支撑。随着组学研究的发展,生物样本管理软件亦可以实现与组学数据对接,最终形成综合性生物信息资源平台为科学研究服务。出生队列样本库采集并储存的样本类型较多且采样时间节点贯穿整个孕期直至子代随访时期,因此更需要生物样本管理软件进行信息化管理。

出生队列生物样本库样本来自于自然妊娠和接受辅助生殖技术治疗的家庭,采样时间节点多,采样对象包括父方、母方和子代。以下内容以 RuroFreezer^{pro}(企业版)软件为例[19],对生物样本信息化管理进行介绍,该软件采用 B/S(浏览器 / 服务器)架构,采用 SSH 保障系统安全,广泛应用于国内外生物样本库管理领域。如选择使用其他生物样本管理软件,可参考相应的操作手册[20]。

1. 软件登录　打开浏览器,在浏览器地址栏输入软件 IP 地址,进入软件登录界面,输入用户名和密码,点击 Log In 按钮即可登录 RuroFreezer^{pro} 主操作界面。

2. 样品、样品源录入及编辑　样品和样品源的描述是生物样本信息化管理的基石,在生物样本信息化管理建设中发挥至关重要的作用。通过新添加或者编辑样品,对样品数据进行设计,主要包括标准区域信息、自定义区域信息、样品类型、样品组和样品位置。其中标准区域信息主要包括研究对象编码、样品源、样品组、更新时间、录入者;自定义区域信息主要包括采样时间节点、取样科室或单位、溶血状态、保存温度;样品类型主要包括血液、组织、其他体液;样品组包括各种类型的疾病结局及其他结局;样品位置包括冰箱号、层号、架号、盒号、盒内位置坐标。

由于出生队列以家庭为纳入单元,因此每个家庭有唯一的编码,可以通过其他字符来区分家庭成员、采样时间节点、样本种类、复管等信息,因此在设置样品数据时需要根据这些特点开展,在标准区域信息中包括家庭 ID、样本 ID、样品源、样品组、更新时间和录入者;自定义区域信息中包括术前期(ART 队列)、验孕期(ART 队列)、孕早期、孕中期、孕晚期、分娩、子代 42 天、子代 6 个月、子代 12 个月和子代 36 个月这些采样时间节点,样本采集单位;样品类型包括成人外周血浆、血细胞、尿液、脐带血、卵泡液、精子、精浆、子代末梢血、胎粪、胎盘、脐带、足跟血等;样品组包括儿童自闭症、早产、巨大儿、出生缺陷等不同类型结局;样品位置包括冰箱编号、液氮罐编号、冷柜编号、层号、架号、盒号和坐标。此外,还需要通过软件对样品源进行管理,样品源数据同样包括标准区域信息和自定义区域信息,标准区域信息包括研究对象编号,自定义区域信息包括研究对象基线资料和临床资料,自定义区域中涉及的基线资料和临床数据可在出生队列成员管理系统中进行管理。

3. 样本查询和信息检索　搜索样品数据—简单搜索、搜索样品数据—高级搜索、批量搜索样品、利用条形码搜索样品和分管,可以根据样本类型、入库时间、样本所有者等筛选条件进行查询。

4. 样本信息导出　样本报告导出的主要信息包括位置信息、用户自定义区域、样品源和样品组,可以根据需要设置报告的内容和格式,制作报告模板,报告的格式包括 csv 和 html。

5. 样本出库取出 根据实际出库需要,分为单管出库和批量出库,通过建立领取清单,将待取出的样本添加至领取清单,进行生物样本批量取出。

6. 建立冰箱等存储结构——虚拟存储空间管理 根据冰箱或者液氮罐的编号在RuroFreezer^{pro}软件中添加虚拟冰箱和液氮罐,之后根据冰箱和液氮罐内部储存结构自定义添加冰箱的层,再根据冰箱每一层可存放冻存架的数量自定义每一层架子数,然后根据每个架子存放冻存盒的数量自定义每个架子上存放的盒子数,最后对盒子具体位置进行坐标设置,所有的虚拟存储空间必须与实际存储空间一致。

7. 复核 每次样本入库后,对已入库的样本进行复核,检查样本编码和位置是否错误。

8. 统计 根据导出样本信息的表格,对样本库存和收样齐全度进行统计。

（二）生物样本标签条码设置和扫码地图制作

1. 标签编码设置 所用仪器耗材主要包括:条码打印机、色带、标签、二维码影像扫描枪,根据实际工作情况设置编码字符的含义,每个标签既要有字符条码还应该设置二维码,通过扫描二维码快速查询样本的信息。

2. 扫码地图制作

（1）当一个样本冻存盒装满后,样本处理专员使用扫描枪对样本进行扫码。

（2）扫码前准备冰袋和托盘,将冰袋铺在托盘中,再将样本盒放在冰袋上,将扫码枪连接到电脑上,打开扫码 Excel 表格,参考扫码模板（表 5-1）,准备扫码。

（3）以 9×9 格子的盒子为例,打开样本盒（例如 BOX1）盖子,将样本盒一个拐角的样本位置标记为 A1,从 A1 位置开始对样本标签扫描,按照从左向右的顺序逐一进行扫码（例如 A1······A9、B1······B9、C1······C9）,A1 位置样本编号将出现在 Excel 表格中 BOX1 这列中的第 1 个位置,A2 位置样本编号将出现在 Excel 表格中 BOX1 这列中的第 2 个位置,以此类推,同一盒样本扫码的编号落在 Excel 表格同一列中,同时对表格设置查重条件,确保样本编码不存在重复。

（4）扫码结束后需要在样本盒标签上填写相关信息,包括单位代码、盒子编号（例如:BOX-1）、样本类型、数量、转运日期、负责人,要求字迹清晰,标签不脱落。

表 5-1 扫码模板示意图

序号	BOX-1（盒子编号）		BOX-2	BOX-3	······
	××××（样本类型）				
1	×××××××××××（样本编码）				
2	×××××××××××				
	······				

三、生物样本入库

（一）生物样本编码批量导入、生物样本批量入库

以国内某出生队列生物样本库样本入库为例,打开需入库生物样本的扫码 Excel 表格,将待入库生物样本的编码粘贴复制到样品及样品源两个 Excel 表格模板中,模板中提前设置好标准区域信息和自定义区域信息。使用表格格式转换程序 Uedit32.exe 将导入

的样品及样品源表格进行格式转换,最终形成 csv 格式的样品及样品源入库表格。登录 RuroFreezer^{pro} 软件,点开所需入库样本所在的冰箱号、层号和架子号,一般情况下最快可以实现整盒样本入库。如需要添加虚拟样本盒:右键点击冻存架子号→添加新的生物样品盒→生物样品盒名称填写所需入库样本盒编号(例如 BOX1)→生物样本盒类型选所需入库生物样本盒子的规格(例如 9×9 白色纸质冻存盒)→点击添加,点击主页上添加样品源图标→样品源→点击导入样品源表格→文件选之前转换格式保存在桌面的样品源导入表格→输入→提示导入成功→确定,完成样品源的导入。打开需入库样本所对应的样本盒编号(例如 BOX1)→点击坐标为 1/A 的格子→右键点击输入样品→样品类型选择所需入库样本的类型→文件选择之前转换格式保存在桌面的样品导入表格→打开→输入→提示成功导入→确定,完成样品导入。查看所导入的样本编码是否与扫码表格中的一致,确认无误即已完成入库,对入库的样本进行电子系统与冰箱储存实体位置抽样核对,检查编码信息和位置信息是否准确。

(二)生物样本入库相关注意事项

同一类型生物样本的不同备份管或不同时间点采集的生物样本宜存放在不同的冰箱或液氮罐中,生物样本在入库过程中宜放入装有干冰的运输箱中运送到生物样本库,为防止冰箱温度升高过快,−80℃超低温冰箱宜提前根据冻存盒的体积放置好相应冻存架,在向超低温冰箱放置冻存盒时,应先核对生物样本库管理系统中冻存盒的位置,生物样本入库过程中,需要动作迅速,−80℃超低温冰箱温度应保证在 −60℃以下,在入库之前首先核对编码是否存在编制错误、是否存在重复等。

四、生物样本出库

生物样本是重要的研究资源,因此在出库前需要通过申请审核制度来管理生物样本的出库,充分考虑研究的可行性、伦理问题以及预期实现的研究目标等。目前,大部分生物样本库均建立了生物样本申请审核制度,进而实现生物样本的开放共享[21-22]。生物样本库学术委员会、伦理委员会和执行委员会共同讨论并参与申请审核流程的制定和审核,学术委员会负责申请流程的审核和初步审批,伦理委员会负责对项目进行相关伦理审核,执行委员会负责申请的最终审批,生物样本库样本处理专员负责生物样本的出库,生物样本库质控专员负责出库过程的质控以及样本分装过程的质控,生物样本库样本处理专员负责出库后剩余生物样本的归库,出库后衍生样本的入库,样本出库过程的记录,以及出库样本在样本管理软件中状态标注。

(一)生物样本出库申请

申请人首先根据出库管理制度填写电子版生物样本使用申请表,按要求准备相关材料后通过邮件提交所有申请材料至出生队列项目组,由项目秘书完成格式审查后提交至项目学术委员会和项目伦理委员会进行科学性和伦理审核,审核通过后材料交由生物样本库负责人进行审核,同意后材料交由项目执行主任进行审核,同意后,由生物样本库执行样本出库。在生物样本出库过程中,生物样本库负责人应当记录出库过程并在样本管理系统备注出库信息,整理出库所有相关电子和纸质材料,交由项目秘书统一归档,生物样本出库申请具体流程如图 5-3 所示。

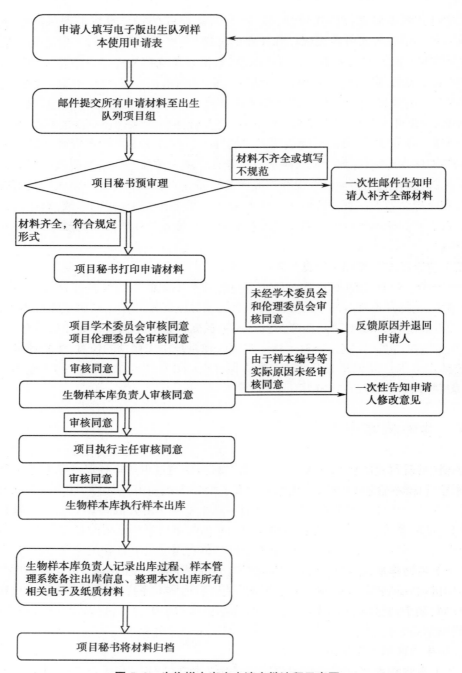

图 5-3 生物样本出库申请审批流程示意图

（二）生物样本出库

1. 生物样本出库原则 由于在样本保存过程中设置复管储存,在确定出库样本的编码与位置后,优先出库第一复管生物样本,如果第一复管量不足,再依次出库其他复管生物样本。对于大批量生物样本出库的工作,根据实际的工作量,规划每天出库生物样本的数量。同一批样本在出库当天完成样本分装,室温融解,具体融解时间依据预实验测试而定,然后立刻进行生物样本分装,出库后原始冻存管如有样本剩余需在当天归库,如果出库后原始冻存管剩余样本需要再次分装冻存,也必须在当天完成。

2. 生物样本位置信息确认　根据申请人申请的生物样本特征,确定生物样本的地区来源、时间节点、复管数量和对应的详细编码,将需要出库的生物样本编码列表导入生物样本出库质控表(表5-2),再通过生物样本齐全度统计表(包括样本编码、位置信息)快速查到样本位置,根据样本存储位置信息将位置接近的生物样本按顺序排列,减小出库工作量和冰箱开门次数,避免样本反复冻融。也可以通过在 RuroFreezer^pro 软件中建立领取清单,将需要出库的生物样本添加到领取清单中,然后导出领取清单,可以在领取清单中看到生物样本的位置信息进行出库。

表 5-2　生物样本出库质控表

样本ID	样本类型	样本编码	样本位置	出库时间	出库编号	是否溶血	是否空管	剩余样本分装复管数 / 100μl

出库专员签字:　　　　　　　样本管理员签字:　　　　　　　样本交接人签字:

3. 生物样本出库质控　出库过程中应根据生物样本编码列表核对生物样本冻存管上的编码,仔细核对家庭ID、时间节点、生物样本类型,避免出现错误。对于破裂的冻存管需要在表格中进行备注。所有需要标记的地方字迹均需清晰工整。出库实行专人专岗,完成后出库专员、样本管理员和样本交接人均需在生物样本出库质控表(表5-2)签字确认。

五、生物样本库存统计

(一)生物样本信息导出

以 RuroFreezer^pro 样本管理软件为例,该软件可以根据具体的筛选条件,导出某个冰箱、某个日期、某个地区、某种类型的生物样本信息,生成生物样品报告。样品报告模板内容包括生物样本位置信息、用户自定义的区域、样品源和样品组,格式为 csv 文件,可用于生物样本库存统计。

(二)生物样本库存统计分析

根据生物样本类型、收样地区、入库时间等条件,对已入库生物样本进行库存统计,可以计算出某种生物样本的总体数量,不同种类的生物样本在各地区的分布,不同种类的生物样本每月入库的速度等。

(三)生物样本齐全程度统计

如果同一个体采集不同类型生物样本或需要不同时点采集生物样本,为计算同一个体生物样本采集齐全程度,可以个体编号为唯一识别码,通过 Excel 函数统计一个个体中各采样时间节点各类型生物样本是否采集到,生物样本如果采集到并入库,标记"√",最后分析每个个体生物样本的齐全程度。

六、样本系统状态标记

在 RuroFreezer^{pro} 软件主操作界面,通过搜索功能找到出库的生物样本,进入盒子视图,点击出库图标后,生物样本从冰柜中取出,可以点击"shift"键实现多选。可以对出库的生物样本进行备注,备注后生物样本可以出现融化循环计数。出库后生物样本有剩余需要归库,在系统中点击图标归库,将生物样本放回冰柜内,并添加相关备注进行标记,最后样本信息会显示融化循环次数。

七、总结

建设和管理生物样本库需要综合考虑特色资源、建设目的、实际要求,以及合理管理生物样本库运作的信息管理。生物样本信息化就是要充分和特异性地应用信息描述生物样本固有的生物学特征与特性,优质的生物样本库不仅需要高质量的生物样本,也需要完善的生物样本信息管理系统[23]。生物样本库信息化管理是保证生物样本质量、信息注释和样本应用的关键点,因此,在生物样本的出库、入库等过程中需要标准化操作和规范化管理,从而提高生物样本管理水平,建设高质量生物样本库[24]。

参 考 文 献

［1］Chua S Y L, Thomas D, Allen N, et al. Cohort profile: design and methods in the eye and vision consortium of UK Biobank［J］. BMJ Open, 2019, 9（2）: e025077.

［2］Li J C, Zhu L, Xia W Y, et al. Association between adiposity measures and COPD risk in Chinese adults［J］. European Respiratory Journal, 2020, 55（4）: 1901899.

［3］王磊,孙蕾,何晓燕,等. 中国出生队列研究进展［J］. 中华流行病学杂志, 2017, 38（4）: 556-560.

［4］中华人民共和国住房和城乡建设部,中华人民共和国国家质量监督检验检疫总局. GB50346-2011 生物安全实验室建筑技术规范［S］. 北京: 中国建筑工业出版社, 2012.

［5］Canpbell L, Betsou F, Garcia D L, et al. 2012 best practices for repositories collection, storage, retrieval, and distribution of biological materials for research international society for biological and environmental repositories［J］. Biopreservation and Biobanking, 2012, 10（2）: 79-161.

［6］杜莉利,郜恒骏. 生物样本库的设施与环境［J］. 中国医药生物技术, 2017, 12（01）: 98-99.

［7］郭义雄,张妍乐,何梅,等. 生物样本库的安全管理措施探讨［J］. 临床医药文献电子杂志, 2019, 6（45）: 16-18.

［8］马大方.对大型液氧液氮贮槽安全的思考［J］.气体分离,2011,（005）:24-29.

［9］Hallmans G,Vaught J B,Best practices for establishing a biobank［J］.Methods in Molecular Biology,2011,675:241-60.

［10］李伟振,姜洋,王微,等.温度对4种典型生物质成型特性的影响［J］.生物质化学工程,2019,53（5）:27-33.

［11］李倩,金莉萍.妇产科专科生物样本库的建设和管理［J］.转化医学杂志,2018,7（1）:10-13,26.

［12］钱开宇,朱源,曹馨月等.加强伦理委员会建设,促进生物样本库发展［J］.转化医学杂志,2018,7（1）:14-16,41.

［13］王晨,卫建平,李虹,等.建立综合性医院标准化、规范化重大疾病生物样本模式初探［J］.中华医学科研管理杂志,2014,27（2）:224-226.

［14］朱志鸿,杨阳,李静,等.基于ISO9001的生物样本库质量管理体系构建［J］.中华医院管理杂志,2016,32（9）:695-697.

［15］王瓅珏,吴明凤,王丹蕾,等.加强对药物临床试验中人类遗传资源的管理［J］.中国新药杂志,2018,27（11）:1299-1302.

［16］徐艳,樊萍,胡迅.生物样本库建设的关键问题及解决策略［J］.华西医学,2018,33（6）:651-654.

［17］郭义雄,张妍乐,李唯,等.多中心生物样本库信息管理系统建设的探索［J］.中西医结合心血管病电子杂志,2019,7（13）:26-28.

［18］Chen,C,Wulff R T,Sholle E T,et al.Evaluating Generalizability of a Biospecimen Informatics Approach:Support for Local Requirements and Best Practices［J］.Summits on Translational Science Proceedings,2018,2017:55-62.

［19］蒋雪莉,李慧,柳菁菁,等.恶性肿瘤生物样本信息数据库的构建及应用［J］.中华临床实验室管理电子杂志,2019,7（3）:184-189.

［20］Vaught J B,Henderson M K.Biological sample collection,processing,storage and information management［J］.Iarc Scientific Publications,2011,（163）:23-42.

［21］傅蕾,保志军,郑向鹏.共享生物样本库在衰老研究中的建立和意义［J］.老年医学与保健,2017,23（6）:470-472.

［22］全国生物样本标准化技术委员会肾脏病生物样本标准化工作组,肾脏疾病生物样本库的管理及操作规范［J］.肾脏病与透析肾移植杂志,2017,26（4）:355-359.

［23］曾惠琼,丁慧华,熊力群,等.多中心风湿免疫病生物样本库标准化建设与意义［J］.转化医学杂志,2019,8（5）:282-286.

［24］杜莉利.生物样本库的标准化建设［J］.转化医学杂志,2016,5（6）:324-326.

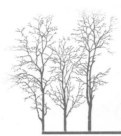

第六章　数据信息管理

为了确保出生队列数据的真实性、完整性和可靠性,在队列设计和运行时应当引入数据管理的概念。所谓数据管理,可以理解为将出生队列研究中所产生的大量数据及时准确地填写或录入,计算机或人工数据审核,疑问解答及追踪,数据审核及锁定等全过程[1]。数据信息管理的目的,在于将队列成员的信息迅速、完整、无误地采集到队列研究的数据库,用于未来的队列研究数据分析[2]。

既往有一种错误的理解,认为数据管理就是"数据录入"。实际上,除了数据需要"录入"外,数据接触人员的分工和授权,队列数据库的建立,数据的人工或者程序审核,发现问题后的处理,数据库的清理和锁定,数据管理相关文档的建立和保存,数据共享,数据安全和灾难应对,这些都属于数据管理的范畴。

有人认为,数据管理质量依赖于工作人员的责任心。这种说法虽然合理,但却是片面的。出生队列所涉及的数据,时间跨度长,数据体积庞大,结构复杂。仅仅依靠工作人员的责任心,并不足以保证海量工作下没有出错的可能性。

应当建立数据管理质量体系,从制度和人员两方面来提高数据管理的质量。一个现代的数据管理质量体系应当包括以下内容:运行可靠的数据管理系统、经过严格培训的数据管理人员、具有可操作性的标准操作过程(standard operation procedure,SOP)及完善的质量控制(quality control,QC)和质量保证(quality assurance,QA)过程,从而尽量确保数据管理的过程符合 ALCOA 原则[3],即所谓可溯源性(attributable)、清晰性(legible)、同步性(contemporaneous)、真实复制(original)、准确性(accurate)。

当然,出生队列研究由于规模和条件所限,不可能像临床试验一样严格实现以上五点。但在操作过程中,应当适量借鉴 ALCOA 原则,在数据管理过程开始前应当制定完整、周密的 SOP,并在管理过程中对工作人员进行严格培训,要求工作人员严格执行;在数据管理过程中,贯穿严格和必要的质量控制过程,尽可能确保数据正确无误[4];应当制定严格的质量保证体系,引入适当的"稽查"(audit)过程,确保数据管理过程的标准操作流程得到严格地遵守,从而建立起外部对出生队列数据的信任;同时应当建立适当的纠错和预防措施(correction and prevention action,CAPA),对于队列研究中数据管理中的一些问题,及早发现、及早纠正。尽可能做到数据产生溯源到人,记录清晰可溯,数据产生和保存同步,数据与原始一致,信息准确、可靠、安全。

本章将从出生队列数据管理相关系统的建立开始,介绍数据摘录、核查、隐私管理、共享等数据管理过程中的有关概念和操作流程。

第一节　成员管理系统的建立

与一般临床研究不同,大型出生队列的数据管理有其特殊性和复杂性,例如:大型出生队列纳入对象往往散布在全国多个省市,涉及到医院、社区卫生服务部门等不同级别和不同职责的机构;出生队列纳入的观察对象往往以家庭为单位,某一成员可能多次加入队列(二次生育);标本位于多家不同的单位,等等。

一种具有可操作性的做法是,建立一套中央型成员管理系统,专门用于出生队列成员的注册、访视和管理。该系统应当具备如下功能:

一、信息登记与数据可视化

该系统应当提供便利和友好的界面,记录成员基本信息,标记成员所在的家庭信息,并具备查重功能。为了便于队列工作人员快速便捷地了解队列数据特征,如年龄构成、职业构成等,系统也应该具有一定程度的数据检索、可视化和结果展示功能。

二、访视管理

系统能灵活定制访视流程,设定每次访视所需进行的操作和收集的信息。该系统需要考虑到不同对象所需进行的调查可能存在差异。例如,父亲、母亲和儿童应当遵循不同的访视流程,填写不同的问卷;自然妊娠和人工妊娠需要完成的流程也不同;不同的中心,可能会要求使用不同版本的调查问卷,等等。

系统能进行访视提醒,清晰提示成员所处的随访阶段和随访状态,提高随访率。能准确地记录和展示对象完成随访情况及数据管理员质控情况,提高随访和数据质量。在确保个人隐私和数据安全的基础上,系统若能通过微信等 APP 向队列成员推送访视提醒、实验室检查结果等信息,将能有效提高依从性和随访率。

三、数据对接

成员管理系统应当为数据管理系统提供接口。数据管理系统能直接从成员管理系统中获得受试者基本信息,并根据其提供的访视流程生成需要填写的内容。

考虑到无纸化调查已成为未来现场流行病学调查的基本手段之一,系统应该具备与智能移动终端对接的能力,以实现调查端与成员管理端数据的互通。

同时,成员管理系统应当为标本库管理提供便利;能在统一的标准下为标本管理提供登记及索引功能。

四、权限管理与安全性

该成员管理系统应当具备访问控制（access control）功能。不同级别的机构应当具备不同的权限，接触到相应级别的信息；不同的用户，应当具备不同的功能。由于涉及到个体信息，成员管理系统应当实现隐私保护功能。

成员管理系统在上线前，也应当进行严格的测试，以确保软件功能正常、使用便利。

第二节　数据管理系统的建立、测试和修改

传统的调查研究大多采用纸质调查表，在调查现场填写，并在完成现场工作后返回研究机构内进行录入、整理和分析。在录入及整理中发现的问题，再返回到研究所在地点进行核实。但大型出生队列研究可跨越数年甚至数十年，对同一个体的跟踪甚至达到终生。因而，采用传统的纸质调查表＋事后数据录入的形式，数据无法及时录入，进而无法实现及时核查并纠正，故已无法满足现代大型出生队列的需求。

电子数据采集系统（electronic data capture，EDC）早期被用于临床试验领域。随着成本的下降和相关技术的成熟，目前大型出生队列中已逐步开始推广使用电子数据采集系统[5]。其优点表现为：①数据实时采集，不需多次转录，从而尽可能确保数据的真实性和正确性；②对数据的任何操作均留痕，从而确保数据的可溯源性；③系统内置 editcheck 程序，在录入过程中实时核查数据是否存在缺项、漏项或不合理值，显著提高数据完整性和正确性；由于数据能及时采集，故可及时进行数据核查，并及时进行核实，从而尽可能确保数据的准确性，同时也便于基于风险的监查（risk based monitoring）；④数据和访问存在权限控制，提高了数据安全性。

一、建库

在已有的录入系统中，建立调查问卷的过程，常被简称为"建库"。一般而言，所建立的数据库应当由专人核对，并提供建库的说明文件，如数据结构、变量说明、逻辑核查条件等，供使用者参阅。在临床试验领域，电子数据采集系统在商业化使用前，往往需要进行计算机系统验证（validation）。但在出生队列研究所在的科研领域，由于研究的形式较为灵活，且限于成本，故电子数据采集系统往往自行开发。故在系统正式使用前需进行严格的测试。该测试必须实现以下目的：①系统本身是稳定、安全，且符合需求的；②系统中的调查表应当充分反映调查的目的和内容，并提供一定的纠错机制；③系统使用方便。

二、测试

在条件允许时,应当设计一些"虚拟"(mock)的调查表来进行录入测试,这些虚拟的调查表,应该包含一些相对较为"反常"的数值或内容,从而确保数据库能尽可能完整采集数据,并且能对一些明显的错误提供反馈。测试中发现的问题,应当有严格的反馈和修正机制,如借助于类似于表 6-1 的测试表。测试得到的数据库也应当加以备份保存。

表 6-1　某大型出生队列数据库测试表

测试记录表								
问卷名称	基线				当前版本号:0.1		测试时间:2019-01-31	
序号	变量	标签	测试内容	测试反馈	系统管理员反馈	若认可,测试人签字	备注	
1	BirthDat	年龄	自动计算年龄	失败	起点配置有误			
2	SEX	性别	缺失检查	通过				
3								

三、上线和修改

数据库测试无误,应当由管理员发出上线通知后,将系统由测试环境推向生产环境。在录入数据库定稿后,若因各种原因对录入系统进行修改,在相关修改完成并测试后,系统管理员停止现有系统,将原有数据库迁入新版系统,并进行测试,当确保所有功能均测试无误,导入数据和导入前一致后,由数据中心主任批准后,新版本正式上线。应当对系统生命周期中出现的修改进行必要的版本号控制。

严格起见,测试环境和生产环境应当位于不同的访问地址。

第三节　电子数据信息的采集

出生队列的现场数据摘录指从医院病历、实验室检查结果等原始记录中,摘取出生队列研究中所需要的信息,并记录到出生队列的纸质或电子载体的过程。一般而言,目前出生队列中有三种摘录方式,基于电子数据采集系统的调查、基于人工的信息摘录、基于数据链接的数据导出。

一、基于电子数据采集系统

由于队列调查表的资料采集往往位于现场,故采用平板电脑能极大地提高数据采集的便利性。同时由于平板电脑便于清洁,也较传统笔记本电脑更容易满足队列所在医学现场的卫生需求。

队列工作人员应当事先经过问卷采集过程和质控的培训,考核合格后才能参与调查。受调查对象应当尽可能在工作人员全程指导下完成调查。在开始录入前,工作人员应当指导队列成员阅读数据录入指南;工作人员不得对队列成员进行带有引导性的指导,避免出现偏倚;工作人员应当确保队列成员完成所有的问题,并确认与质控相关的问题也被认真回答;在每日数据采集完成后,队列数据中心成员应当按照数据核查计划,对数据进行质控,对有疑问的数据点要返回现场或医院进行确认,直到相关疑问被解决为止。条件允许时,可以每天复核一定比例的原始录音,并将发现的问题在线上反馈给工作人员,由现场工作人员进行修改或确认;若发现某现场在某天的错误率(错误字段数/总字段数)超过约定界限(如0.5%),则需对该日所有录音进行复核。

二、基于人工的信息摘录

部分信息,如实验室检查、B超检查等,无法从调查对象处获得。此时也可由工作人员直接从医院等研究机构摘录获得。工作人员按照约定的时间间隔,前往现场,获取对现场信息的接触权限;在现场摘录信息时,应将信息摘录到已规定格式的采集问卷或直接录入系统中;若获得允许,应当将原始信息拍照或复印,此时可在返回数据中心后进行数据录入质控;若无法拍照或获得复印件,则每次信息摘录应当由两位工作人员进行,其中一人摘录,一人复核,应当填写现场信息摘录及质控记录表,并进行签字确认;或采取双份录入并比对的形式,此时应当生成双份比对情况表,保存以备查询;若可拍照或取得复印件,则可从现场返回后进行双份录入及比对。

三、基于数据链接的数据导出

如研究机构开放数据接口,则采用数据链接导出的形式极为便利。通过数据接口,可以直接将所需要的数据导出到队列数据管理系统中。不但大大减少了工作出错的机会,也提高了研究的效率。

由于目前国内各研究机构所用的数据系统并不统一,即便同一医院内,也可能同时存在多套系统,这给数据链接导出带来了困难。在一家医院内使用正常的导出,可能在另外一家医院完全无法使用。因而,在每个医院配置导出系统,在开始第一次数据导出前,应当进行导出测试,核对原始数据和导出数据的一致性,直到确认无误后方可进行正式数据转录。

部分医院考虑到数据安全问题,无法提供数据接口。此时可考虑向其提供需要的受试者索引及变量列表,医院从数据库中将数据导出、脱敏后交给队列。应当采取适当的匿名处理、加密等技术,防止数据传输过程中调查对象的信息发生泄露。

第四节 队列数据的质控

数据采集的过程中,可能在多个环节出现数据的遗漏、错误或逻辑异常。忽略这些问题可能导致后续数据分析出现错误。需要认识到的是,即便数据采集或录入人员非常认真,也无法保证数据在采集过程中不出现问题。因而,采用适当的数据质量控制过程,在数据管理过程中尽量减少缺失或错误的出现,至关重要[6,7]。

在药物临床试验领域,有非常严格的质控过程来确保数据无误。但在出生队列研究中,不可能做到如此严格的过程,但通过借鉴临床试验数据管理过程中相应的做法,有助于数据质量的提高。

在出生队列信息采集系统设计时,应当由数据管理员编写数据核查计划(data validation plan, DVP),它是用于对数据库中变量的完整性、合法性等进行检查的计划性文件,其中应当包括每一个字段所对应的检查内容和规则的描述。下表给出了一个 DVP 的示例,见表 6-2。

表 6-2 某大型出生队列数据核查计划

数据核查计划						
问卷名称	基线问卷		当前版本号:1.0		批准时间:2019-02-01	
编号	变量	标签	核查项目	质疑内容	核查方式	备注
1	Birthdat	出生日期	(知情同意日期 – 出生日期)/365.25 是否位于 20~50 之间	调查对象年龄不在 20-50 岁之间,请复核	线上	
2	Sex	性别	缺失检查	性别缺失,请复核	线上	

DVP 撰写完成后,也应当进行详细的审核过程,直到定稿。如果研究方案、调查表、录入系统在 DVP 定稿后发生变动,需评估其变化是否对 DVP 有影响;若需更改,也应进行相应的审核,涉及到数据采集系统的还应当进行测试。

DVP 中,部分核查内容可以在电子数据采集系统中进行设置(即所谓的"线上核查")。例如,要求受调查对象年龄在 20~30 岁之间,则可以针对调查对象的"出生日期"字段,设置一个关于受调查对象实足年龄是否满足要求的自动核查,当出生日期录入完毕后,可以触发自动核查。若调查对象不符合"20~30 岁"的条件,则给出提示。由于这种方式能尽量在录入阶段发现和解决问题,故推荐在数据采集系统中设置线上数据核查。

DVP 中，也有部分核查内容不便于在电子采集系统中直接核查。此时可由程序员事先编制好程序，按照约定的频率从数据库中导出数据进行核查，这称为"线下质控"。对发现的问题，可以从采集系统中相应的数据点（data point）处直接发出质疑（query）。出生队列工作中，应当尽可能在每个工作日数据上传完成后，利用计划任务或批处理等形式进行线下质控，发现的问题应当尽可能在第二天反馈到现场。推荐按照约定频率撰写数据管理进展报告，应当包括入组受试者分布情况、录入情况、质疑情况等。这将有助于队列管理人员了解队列数据质量的一般情况。

与基于医院住院患者的临床研究不同，出生队列数据往往来自于产前门诊，患者在受访现场接受调查后，离开后相应数据很难溯源。为了提高数据质量，避免数据采集过程中的干扰，出生队列可采用基于录音的质控访视，定期依据一定比例，随机抽取需录音质控的问卷，从录音库调取需质控录音，对照该问卷进行录音质控。

需要说明的是，质控除了解决数据本身的质量问题外，也是发现队列现场工作中问卷询问、数据采集等方面可能存在问题的一个途径。依据质控反馈表认真记录各问卷存在的问题，总结后向现场工作人员甚至管理人员进行反馈，并密切跟踪问题的反馈，以形成闭环式的质量保证模式。例如，发现某个问卷对应的录音时间过短，提示可能工作人员未能尽责；某个医院在某个问题上反复出现问题，提示需要加强培训等。

第五节　数据信息的使用申请

出生队列研究的数据，应当通过适当的机制实现科学界共享。通过共享高质量的大型队列研究数据，业内科研人员能集思广益，从现有数据中得到更多的科学发现；也能验证已有的研究成果，减少科研不端行为；也能体现出科学研究的公共价值。当然，通过共享，原研究也能得到更多同行的关注和认可[8]。

但数据共享并不意味着数据放在网上任意下载。从隐私保护及知识产权的尊重角度看，应当采用一系列手段，规范出生队列数据信息共享使用中的申请和批准过程，从而促进数据共享，并保护数据安全。

由于出生队列研究时间较长，不太可能在整个队列随访结束后才公开数据。因而队列数据的公开应该是定期的。队列工作人员应按照约定的时间间隔导出数据，完成质控，并完成描述性分析；交给管理部门审核并获得发布认可后，对已完成质控的出生队列数据进行锁定（lock）。锁定后的数据，不再进行任何修改（该过程有时候也被称为"定库"）。队列工作人员应当严格记录每次锁定发布的分析数据集的特征，如时间、记录数、变量数、版本号、版本日期等。

锁定后的数据有多种方式进行共享，一种常用的方法是将数据的基本特征发布在网络平台上，供队列外研究者进行申请。申请者应当按照队列管理部门的要求，填写申请表（表 6-3），交给队列数据申请受理与审核委员会进行审核。申请表中，应当写明申请者姓名、单位、身份证号、邮箱、电话及通讯地址，并由所属单位科技部门联系人签字，加盖公章，必要时要由所在单位伦理部门审核；若涉及到遗传数据，可能还需要获得遗传办审核，或进行备案。

表 6-3 某大型出生队列共享数据申请表

数据使用申请表	
申请人	
所在单位	
申请人身份证	
申请人电话	
申请人邮箱	
通信地址	
申请数据内容	
研究目的 研究假说 分析方法和思路 预期结果 成果共享方式	
申请人签字 姓名：_____ 职位：_____ 签字：_____ 日期：_____	申请单位科技部门 姓名：_____ 职位：_____ 盖章：_____ 日期：_____

申请表中应按照模板撰写研究方案,详细说明研究目的,研究假说,分析方法和思路,预期结果,成果共享方式。

获取申请后,数据申请受理与审核委员会将评估申请的可行性,并在约定日期内进行回复。评估数据申请,并确定是给予何种共享方式:完全共享(数据发送),部分共享(远程登录数据分析)和限制共享(提交分析代码代为分析)。一般而言,不应该接受探索性分析的研究申请。

若获得批准,可以首先向申请者发送变量列表,申请者选择变量及相应尺度后,并签署保密协议。在获得数据后,申请者应按照约定时间提交研究报告,由队列确定是否允许发表;对于部分和限制共享,在约定时间后,申请者对数据的访问权限应当被取消。

随着计算平台的进步,也有队列将数据放置于云平台上,申请者获得申请后,只能根据获得的账号,登录云平台进行分析。这种方式虽然对队列的硬件要求比较高,操作可能也较为繁琐,但由于云平台可以限制数据下载和传递,这种方式能最好地保护数据的知识产权。

第六节　队列研究中的数据安全和隐私保护

出生队列数据蕴含了极为丰富的科研价值,也可能产生丰厚的经济利益。应当确保出生队列研究数据的安全存储和安全访问,从而避免灾难或意外导致的数据损失或数据泄露[9,10]。

应当建立严密的且具有可操作性的数据安全制度。对于参与出生队列工作的人员,应当签署保密协议,并应当定期进行数据安全相关的培训及考核。工作人员因辞职、换岗等原因离开现有出生队列工作岗位的,应当注意进行涉密数据的交接或销毁工作。

一、文件保存的安全性

纸质文档指研究所对应的原始文档的纸质材料(包括调查表、外部数据、往来纸质信件等),研究相关纸质文件均需保存于封闭的上锁房间,人员进出该房间需得到批准。做好防火、防水、防盗、防霉、防蛀等措施。有条件的,可以逐步将原始纸质资料扫描为电子文档。

电子文档包括调查表的电子化数据、研究所对应原始文档纸质材料的扫描版,包括质疑回复、各种申请、批准表格扫描版等,这些文档以电子文档的形式统一保存在专人管理并进行密码保护的计算机内。

数据管理人员不得将电子数据拷贝带出办公场所,不得在家庭个人电脑上处理项目;不得在进行数据管理的电脑上安装规定以外的软件;不得让项目组外人员接触项目组的电脑。

若通过电子邮件发送数据,数据必须加密,且密码必须通过另外途径发送。优盘、移动硬盘等不能作为保存文件的媒体;如需通过优盘或移动硬盘进行数据传递,文件必须加密,且在传递完成后,应当将其从媒体上完全删除。

所有纸质文档和电子文档的接触范围,均进行权限管理。

二、电子数据的安全性

由于当代大型出生队列研究均通过互联网络收集和存储数据,队列管理方可以被认为是"网络运营者"。2019 年 5 月,我国国家互联网信息办公室发布了《数据安全管理办法(征求意见稿)》公开征求意见的通知,将数据安全上升到国家安全的角度。通知汇总强调,为了维护国家安全、社会公共利益,保护公民、法人和其他组织在网络空间的合法权益,保障个人信息和重要数据安全,制定了《数据安全管理办法》。

《管理办法》中,强调在我国境内,利用网络开展数据收集、存储、传输、处理、使用等活动,以及数据安全的保护和监督管理,均适用本办法。尽管大型队列研究有其公益性质,不以商业盈利为目的,但由于数据中不可避免地包含受调查对象的个人信息,因此数据安全和隐私保护非常重要,应当尽量按照国家的有关要求执行。

应当从收集、使用和安全监督三方面来强调出生队列研究数据的安全性。从收集数据的载体上,应当确保数据收集平台本身和数据管理人员操作都要合规。数据中心应当注意电力供应、防火、防潮、防虫、防盗、防网络入侵。数据搜集平台应当进行过严格的测试,减少可能存在的漏洞;应当部署有网络安全工具,减少入侵带来的风险。对服务器控制台的访问应当严格控制,仅在必要时(如系统部署、系统维护)通过远程桌面连接访问数据系统,每次登录均需详细记录登录和退出时间、目的、操作。所有电子系统的访问,需进行密码验证,各用户对自己的密码负责,不得告诉他人,密码须定期更换;若用户遗忘密码,需填写密码重设申请表,由管理员重设;用户用新密码登录后应当修改密码;在数据管理过程中,由于人员离职、休假等各种原因造成的人员对文档访问权限的变更,应当进行访问控制变更:申请者填写访问权限变更申请,由研究者批准后方可修改访问权限,并通知申请者。

从使用上看,出生队列数据的使用应当获得知情同意。数据应当进行适当的脱敏处理。所谓脱敏,是指在获取调查对象的资料后,将泄露后可能导致调查对象的生活或健康受到干扰的信息进行遮蔽,如对象的姓名、联系方法、身份等信息。具体到执行上,可以有如下做法:①受试者入组后,现场工作者为其生成唯一家庭 ID,并纸质记录其敏感信息,需严格检查其相关信息是否准确;在线调查系统中,只记录受调查者的 ID,不出现任何敏感信息;只有当需要联系受调查对象时,才由队列专门的人员调取本地信息,通过在线系统无法访问本地信息;②出生队列工作人员所有邮件沟通中,若涉及到隐私信息,必须加密传送,且密码和文件必须通过不同邮件发送。当需从现场或医院导出数据时,应采用"中转掩码"等技术,在发送调查清单和回收数据时,遮盖队列成员的敏感信息;③当收到数据申请时,不管是来自中心内还是中心外,每次申请均对成员编号做随机混洗处理,混洗后的编号和原唯一编号的对应关系保存于中心主任和数据管理负责人处;④所有队列工作成员,均应签署数据安全和隐私保护协议。

从安全监督上,管理部门应当和成员单位、工作人员等签订数据安全和保密协议,并建立适当的稽查机制,从而尽可能避免违反数据安全制度的行为发生。

三、电子数据备份

出生队列研究的原始数据往往位于服务器上,数据库文件应当每天备份,自动下载到备份服务器中;备份数据应当和原始数据位于不同的物理地址,甚至不同的城市。

四、灾难应对

所有带有签字的重要纸质文件(除调查表外),均应当有双重备份:除纸质版外,应保存有扫描电子版。

对于数据采集系统,应当制定灾难应对的 SOP。对于失去响应、黑客入侵等意外或者灾难事件,详细描述应对计划,指定相关责任人。

参 考 文 献

［1］颜崇超.医药临床研究中的数据管理［M］.北京:科学出版社,2011.

［2］Kruse, Robin L, David R Mehr. Data management for prospective research studies using SAS software［J］. BMC medical research methodology. 2008, 8（1）: 61.

［3］Society for Clinical Data Management. Good Clinical Data Management Practices［J］. 2013.

［4］杜江波,陆群,靳光付,等.人群队列研究的数据管理与质量控制策略［J］.中华预防医学杂志, 2018, 52（10）: 1078-1081.

［5］ISPE. GAMP5, A Risk-Based Approach to Compliant GxP Computerized Systems［M］. 2008.

［6］余灿清,李立明.大型队列研究中的数据科学［J］.中华流行病学杂志, 2019, 40（1）: 1-4.

［7］余灿清,刘亚宁,吕筠,等.大型人群队列研究数据管理团体标准解读［J］.中华流行病学杂志, 2019, 40（1）: 17-19.

［8］Neill D O, Benzeval M, Boyd A, et al. Data Resource Profile: Cohort and Longitudinal Studies Enhancement Resources（CLOSER）［J］. International Journal of Epidemiology, 2019, 48（3）: 675-676.

［9］中国预防医学会.大型人群队列研究数据安全技术规范（T/CPMA002-2018）［J］.中国流行病学杂志, 2019, 20（1）: I0010.

［10］科学数据管理办法.政府法制, 2018（13）: 22.

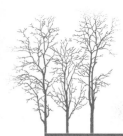

第七章　网络平台管理

　　问卷调查是流行病学研究获取数据最经典的方法,需要调查员与被调查对象面对面地进行访谈,由调查员询问来完成问卷,或者由调查员指导被调查者独立完成问卷[1]。大型出生队列建设由于纳入成员数量大,随访时间节点多,采集问卷和临床检查相关信息内容繁杂,而且会涉及到多个中心的数据汇总,传统纸质调查问卷和管理方式难以做到高质量。因此,越来越多的队列开始尝试通过移动智能终端开展无纸化的问卷调查[2]。与传统方式相比,无纸化问卷系统在质控的方式和时效性上存在明显不同[3-5]。一套完善的队列信息化平台,可以实现不同地区分中心无纸化问卷调查和一系列的多中心队列随访智能化管理功能,更有利于研究对象的随访、数据的实时获取和保存。本部分内容针对队列信息化平台管理系统的基本框架、数据安全措施、平台用户角色和权限、问卷的设置和推送方式、答卷管理与审核流程、智能化提醒设置和数据的即时统计和展示等多个方面进行介绍。

第一节　网络平台的一般架构形式

　　出生队列网络平台由无纸化问卷调查系统、队列成员管理系统、管理与运行监控系统等子系统组成。无纸化问卷调查系统主要在智能手机或平板等终端,供被调查成员使用,用于现场进行问卷调查;队列成员管理系统主要在电脑端供调查员使用,可监控被调查成员的信息管理、状态追踪、统计分析、质量控制、进度管理及综合性展示。管理与运行监控系统原则上供管理员和审计员登录,用于系统配置、权限管理、项目升级、日志审计等。

　　无纸化问卷调查系统具有便捷、高效以及环保等特点,且选用电子问卷采集系统进行问卷调查已逐步成为大家的共识。采用开放的、第三方商业在线问卷调查平台虽然方便,但是这些平台往往难以满足复杂的队列随访要求[6-7]。因此,根据队列项目实际需求和设计特点开发自主的队列信息化平台十分必要。这对于提升调查质量和效率,实现在更大范围、更大人群的实时数据汇交和流转具有十分重要的意义。

　　成员管理系统可实现对每一位纳入成员其基本信息、随访进程、各随访时间点样本采集情况和问卷完成情况等进行追踪,从而对纳入的研究对象进行统一管理。另外,成员管理系统又具有实时提醒功能。建立大型出生队列,纳入的研究对象基数庞大,招募时间长,随访节点多,往往纳入和多个随访节点长期处于同步开展阶段。因此,智能化的提醒系统,可以及时提醒工作人员开展各个时间点队列信息和生物样本的收集,及时反馈,避免出现错漏。通过队列成员管理的一系列功能,大大减少相关方面的工作量,也显著降低了信息缺失、错误等情况的发生,对于及时了解目前项目的进展和研究对象的纳入情况具有十分重要的作用,有利于提高出生队列的随访率,提高样本和信息采集的完整性,保障出生队列现场工作稳步推进。

管理与运行监控系统可实现系统配置、用户权限的统一管理,系统可用性与性能的实时监控、异常日志和安全日志的统计分析等,为网络平台的稳定运行和安全运行提供重要保障。

第二节　网络平台数据安全与维护

"互联网 +"信息系统发展日新月异,大数据、物联网、5G 等新技术不断成熟,新技术的应用为队列研究平台提供了更多的技术手段,也带来了新的安全隐患及风险。如何做好网络安全保护,应对网络安全与个人隐私保护法律法规提出的要求,降低网络安全事件发生及可能带来的负面影响,面临着重大的挑战。

出生队列研究牵涉到的数据量庞大,涵盖的领域繁多,所需履行的数据保护责任更大[8]。做好网络安全保护和个人隐私数据保护,可以考虑从数据采集、存储、使用、销毁等环节进行数据全生命周期的管理,综合利用多种技术交叉融合[9,10]。同时,还需要根据国家有关数据安全的法律法规以及行业标准和规范[11]等及时更新数据安全保护策略及措施。

一、数据采集安全

出生队列的建立牵涉较多的中心,大型队列的现场可能遍布多个国家和地区,建立一套完整成熟的数据采集系统是非常必要的。

1. 提高应用安全　根据国家网络安全等级保护规范,对存在大量个人信息的系统需进行定级和备案。依据网络安全"三同步"原则,在应用开发初期提出安全建设要求,委托专业的安全机构进行代码安全审计,并以专业测评机构进行的网络安全等级保护测评结果作为项目安全验收依据。

2. 加强权限管理　根据三权分立的原则,对被调查对象、调查员、管理员、审计员等权限进行最小化配置。为保障数据信息的安全,可采用账号密码鉴权登录,运用加密狗、短信验证、OTP 等措施,以及根据权限等级进行多种方式的多因子认证灵活组合进行项目操作鉴权。

3. 个人信息保护　注重个人隐私保护和知情同意告知。仅当被调查者确认知晓同意后,方可进行信息的采集,且不可随意扩大信息采集的范围。信息进行加密传输,使用密码技术避免数据传输中的数据窃取和篡改。涉及国际间合作,数据传输应符合相关国家的跨境传输规范。不同国家对个人敏感信息的定义也不尽相同,应区分对待。

二、数据存储安全

1. 数据存储保护　规范数据存储安全,杜绝数据存放在公共网盘或公共邮箱等不安全介质。依据法律法规,不允许跨境存储的数据应该仅存储在国内。使用专用存储阵列进行存储,应做好数据资产分级管理和介质的安全管理。加强电力供应、温湿度环境、防火防灾、访问控制、病毒防护等安全措施,加强日常运维巡检,对可能引发的故障进行早期发现和预防。采取结构化数据存储,数据库中的个人信息与敏感信息严格遵守加密存储原则,避免安全攻击事件可能造成的数据泄露影响。

2. 数据灾备安全　数据灾备是应对不可预见的数据破坏或丢失发生时,进行数据恢复的重要手段。规范每日对数据自动完整备份和异地备份,并对实时业务进行增量备份或事务日志备份,使数据恢复时可以恢复到最新的备份时间节点,降低数据丢失的影响范围。加强对备份作业的检查,确保备份的成功率,备份作业异常应及时通知管理员进行排查。定期对备份进行测试环境中的还原,验证备份文件的可恢复性和还原数据的可用性,并做好相关记录。

三、数据使用安全

根据队列成员的角色,确定数据使用权限分级,采用最小化原则。加强调查员和管理员的网络安全意识教育,签订岗位安全协议,当离职时应签订离职保密协议。队列成员应使用自己的账号密码进行登录,采用"谁使用谁负责"的原则进行安全管理,从技术上保障密码复杂度、密码更改周期、登录 IP 限制等安全策略的施行。使用过程中,预防数据被误修改和误删除,应留有使用和修改痕迹。对被调查者身份证、住址等个人敏感信息原则上脱敏展示,避免被调查者信息泄露造成的诈骗和骚扰。部署应用日志管理和数据库审计管理,当数据不规范使用时应及时发出警告。对数据导出的范围和权限进行严格控制和审计,对含有敏感信息的数据进行过滤、脱敏或变形,界面查看敏感数据采用水印方式进行访问溯源,避免数据的非法使用或滥用。

四、数据销毁安全

当项目结束或介质报废时,使用安全的方式进行数据销毁或物理销毁。如使用专用的数据销毁工具、消磁工具等,对磁盘中数据位置进行高级别的数据覆盖,确保原始数据无法恢复。如报废介质可委托本市涉密介质销毁中心进行商秘级别销毁,销毁全过程由相关部门视频监控,销毁后出具相应的证明,从而实现数据的全生命周期的安全管理。如果数据拟用于其他项目,应与被调查者补充相关的协议。

第三节　平台使用者的角色与权限

大规模的出生队列由于涉及调查项目地域广阔、人数众多,往往需要许多研究现场同时进行研究对象的招募和纳入,可以划分为主中心和各分中心。为提高工作效率,主中心可以设置不同岗位负责不同事务,如系统配置专员、数据质控专员、互动维护专员和数据审核专员,系统配置专员主要负责在系统中添加问卷和逻辑,组织用户账号测试和完善等;数据质控专员主要负责对数据质量的整体把控,发现初始答卷中的有问题答卷;队列互动维护专员,由于队列研究的时间跨度较长,需要与研究对象进行互动以保持依从性,因此需要互动维护专员负责与研究对象互动,可以为微信公众号形式或现场活动形式等。

　　分中心则需要设置调查员,数据质控联络员,中心负责人等岗位,调查员主要负责现场问卷调查,收集数据;数据质控联络员负责核查和修改主中心质控专员反馈的各种问题,中心负责人主要负责数据质量的总体把控,队列建设进程的把控等。不同岗位的设置可以提高现场的工作效率,各研究项目可以依据现场需要设置不同的岗位,完善现场工作的流程,提高现场工作的效率,减少各工作环节可能出现的错漏。

　　为在提高工作效率的同时保证数据的隐私性和安全性,需要对各中心进行不同权限的划分,同时,需要对平台用户进行不同的权限设置。调查员的权限仅能够完成纳入和问卷调查等基本操作,以方便调查员对纳入对象进行基本的维护;各中心的权限可以查看和导出本中心的成员信息和本中心的成员问卷详情,所有功能仅局限于该调查中心,并不涉及其他中心的任何纳入对象;而主中心的总管理员对信息化平台拥有最高的权限,如查看所有成员的信息和任意一份答卷的详情内容、导出所有的问卷详情和修改各种新的成员状态。各研究项目可以依据自己的需要进行差异化的权限设置,以保障项目的高效运行。

第四节　问卷的设置和推送方式

　　队列研究的研究对象往往需要在许多随访时间点完成相应的调查问卷,因此一套完整的问卷设置对于队列研究十分重要。由于各随访节点所采用的调查问卷大多有重复的模块,如心理健康模块和膳食模块等。因此可以考虑先建立一个拥有所有题目的问卷试题库,如需组合一套问卷,只需将相应的题目组合即可,这样可以进行高效的问卷设置。问卷设置完成后工作人员在系统中完成推送、数据回传、质控和下载等操作。从而使得已完成的问卷经过审核进入到数据库中。

　　设置一套新的问卷应首先添加所有问题到试题库,从试题库选择需要的问题组合为一套问卷,并完善问卷的基本逻辑。对于开放性的题目或者需要研究对象作答的题目,需增加填空选项;对于较难理解的试题,可以相应地增加试题说明或者图片说明,即对题干或选项进行解释,以便调查员或被调查者更好地理解题目。

一、试题分类

　　为便于试题定位和管理,可以对试题库所有的问题设置试题分类,以便于迅速定位题目的位置,可以依据需要设置类别,如生活行为习惯、环境暴露、生殖生育史(女性)、疾病史、服药史、营养膳食、精神心理、体格检查、实验室检查、妇产科检查(女性)、病历记录、儿童可以包括喂养方式、主要代养人、辅食添加情况、发育情况、牙齿萌出情况、过敏性疾病和儿童体检信息等大类。使用过程中,可根据实际需要增添相应分类。

二、试题管理

试题管理包括现行系统内所有的题目,需要包括所有试题题目的 ID(根据题目添加顺序自动生成)、题目编号(系统中题目唯一识别编码)、试题类型(单选、多选、填空、矩阵单选和矩阵多选)、试题分类、题干、创建时间以及操作(编辑和删除)。试题设置可以是单选、多选或填空,如有需要也可对答案进行限制,主要包括无限制、数字限制、字符限制、邮件限制、身份证限制、数字大小限制、日期限制等。对于试题库里现有的所有题目均可以进行编辑或者删除处理,并对每次编辑或删除进行备案。

三、问卷分类和设置

问卷分类可以依照不同的调查人群进行分类,也可以通过不同时间点进行分类,并通过命名进行区分,以免出现使用错误等情况。

问卷的设置应当加入基本的逻辑限制,常用的基本逻辑主要包括无限制、跳题、数字限制、字符限制、邮件限制、身份证限制、数字大小限制、日期限制等,可以依据问卷题目设置的需要进行基本逻辑设置,以提高和保障问卷的准确性,常用的逻辑限制如下:

1. 无限制 即对该题目的选项或所填内容不做任何限制,可填写任何内容。

2. 跳题 是指在某一题目的答案选中了某一个选项即可忽略作答后面一系列的题目。如,是否吸烟,选择否则可以直接跳过后面对吸烟频率和烟龄等问题的回答。

3. 数字限制 即对填写数字的位数进行限制,如限制填入为 4 位数数字。

4. 字符限制 该限制是对字符(汉字或英文)位数进行限制,如限制填写字符数为 40 以内。

5. 数字大小限制 即限制输入数字的大小及位数,如限制填入 0~10 之间的整数等。

6. 日期限制 可选择年月日、年月、时分等格式,限制条件直接填写对应的数字。

在调查问卷设置和试题设置的时候,应充分考虑各种逻辑限制的设置,以保证问卷应答的准确性的同时保证调查对象做问卷的流畅性。

四、问卷管理

对所有的问卷进行统一管理。为保证数据的稳定性和统一性,在出生队列建立前就应设计完成一套完整的问卷。该套调查问卷在整个调查过程中不宜有大的变动。如有特殊情况确需更新问卷,则需及时记录问卷更新情况并告知各中心调查员。

五、问卷推送

根据每个调查对象在各个时期内需要完成的问卷,系统自动推送问卷,这样可使现场的问卷调查更加有序,也可以保证问卷的时效性,如出生队列的问卷推送时间范围如下表 7-1。

表 7-1 调查问卷时间区间

阶段	调查问卷	开始时间（举例）	结束时间（举例）
孕早期	女性孕早问卷	纳入日期	纳入日期 +14 天
	男性基线问卷	纳入日期	纳入日期 +14 天
孕中期	孕中问卷	孕中产检日期	孕中产检日期 +7 天
孕晚期	孕晚问卷	孕晚产检日期	孕晚产检日期 +7 天
出生后 42 天	42 天问卷	分娩日期 +38 天	分娩日期 +45 天
出生后 6 个月	6 个月问卷	分娩日期 +170 天	分娩日期 +190 天
出生后 1 年	1 岁问卷	1 岁随访时间	1 岁随访时间 +14 天
出生后 3 年	3 岁问卷	3 岁随访时间	3 岁随访时间 +14 天

第五节　答卷管理与审核流程

　　答卷管理主要包括对已答问卷的一系列审核和后续的处理，一份合格的答卷应经过基本的逻辑审核和检查，审核通过的问卷可以进入数据库中，审核不通过的问卷则需要工作人员确定是修改还是直接作废该问卷。因此，需要制定一系列的问卷审核流程和审核标准。

　　各中心调查员在现场完成调查问卷并网上提交成功后，该问卷处于初始答卷状态。为保证数据的准确性，初始答卷需要经过进一步的质控才能进入数据库。主要通过问卷中的各个问题之间的逻辑关系进行质控审核，如睡眠时间应等于起床时间和睡觉时间之差等。通过审核的问卷状态更新为已审核答卷。对存在问题的答卷可以选择直接修改、退回各中心修改或者作废该答卷等处理。退回的答卷，由各中心修改后重新提交。因此，为保证进入数据库的问卷质量，建议的答卷状态和审核流程如下：

一、初始答卷

　　初始答卷是指由调查员在调查现场对研究对象直接收集上来的各类问卷的原始答卷，需要经过进一步审核答卷的质量。项目管理员可以对初始答卷进行问卷审核，合格问卷则标记审核，不合格问卷可以依据质控结果直接进行修改、退回各中心修改或作废。

二、待审核答卷

　　待审核答卷是指项目管理员进行初始问卷审核后退回各调查中心的不合格问卷，经各中心进行修改后重新提交的答卷，需要项目管理员再次审核。对待审核答卷可以进行查看、修改、审核、退回、作废等操作。项目管理员在此模块对答卷进行再次审核，合格问卷则标记审核,不合格问卷可以依据质控结果直接进行修改、再次退回各中心修改或作废,如图 7–1。

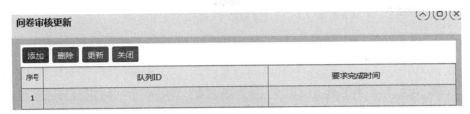

图 7–1 问卷审核

三、退回答卷

退回答卷是指经项目管理员审核不通过的需退回各调查中心进行问卷修改的答卷。包括各退回答卷的详情列表,并可以对各退回答卷进行查看、修改、提交操作。此模块存储的是管理员选择退回各中心的不合格答卷,需标记退回原因,以便各中心对答卷进行修改,各中心对退回答卷进行修改或确认后可以重新提交,管理员可以直接修改答卷或撤销答卷的退回,如图 7–2。

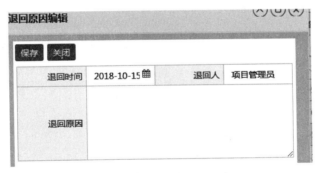

图 7–2 问卷退回

四、已审核答卷

已审核答卷是指经项目管理员审核合格的答卷。包括各答卷的详细信息列表,可以对已审核答卷进行查看和退回操作,若已审核答卷中又发现问题项目管理员仍然可以对问卷进行退回操作。

五、作废答卷

作废答卷是指经项目管理员审核不合格的问卷或同一调查对象的重复答卷进行作废处理。包括各作废答卷的详细信息列表,可以对作废答卷进行查看和还原操作,对于已经作废的答卷,项目管理员可以对作废答卷进行还原。

第六节　智能化提醒设定

出生队列的研究对象需跟踪随访的时间点多,加上巨大的纳入量,为现场工作的顺利开展带来了许多不便,为了更好地提高队列工作人员的工作效率和队列成员的依从性,信息化平台需要设置一系列的智能化提醒的功能,主要提醒近期需要完成的事宜,如提醒某位研究对象到了某个随访节点需要完成该节点的问卷、收集该节点的样本等之类的事宜,以保证每个随访对象的每个随访时间点的工作均能够顺利进行,避免遗漏。但即使有智能化提醒,有些研究对象在相应的时间点不能如期参加随访,可能需要延后,此时需要将提醒延后,以避免造成对该研究对象的遗漏。

一、定期提醒

时间设置可以是 48 小时内、72 小时内,也可以是一周内,可以依据现场的工作需要进行灵活地制定和调整,但需要对所有的随访时间节点内需要完成的工作内容均设置提醒功能,以便跟踪队列成员随访过程中不同时间节点需要完成的工作,及时提醒和指导工作人员。对于由于各种原因当天无法完成该项提醒的工作,则可选择延迟处理,并选择延迟处理日期,设置提醒标注。

二、延期提醒

由于各种原因无法及时处理的提醒可以选择延迟处理,到了延迟日期则会重新提醒。

队列建立的过程十分繁杂,牵涉到许多的随访时间节点和研究对象,而不同的研究对象其纳入日期不同,随访日期也会相应不同,因此设置智能化提醒十分必要,可以避免出现随访时间点上的遗漏从而提高各随访节点的随访率。

第七节　数据的实时统计和展示

成员管理系统需具有基本的数据统计功能,可以进行数据的即时统计和展示,通过图和表结合的方式反映各调查中心各阶段的纳入增量和纳入总量,以及成员所处阶段、地区分布及各问卷样本的完成情况。基本的数据统计功能可以对目前所有已经纳入的研究对象进行基本的统计描述,使得研究者可以随时掌握每个现场的纳入情况和其他的一些项目进展基本情况。

一、纳入增量和纳入总量

为了解项目的实时进展以及总体的进展情况,需要了解项目开展以来的各个现场总的纳入量和按日、月或年统计的每日、每月或每年的新增纳入量,新增纳入量有利于了解目前项目进展的速度,而总纳入量则可以用来获取目前总的项目进展情况,方便研究者对项目的总体情况的把握,参照图 7-3。

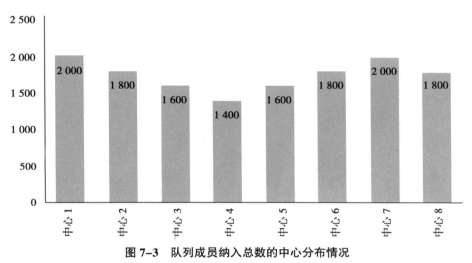

图 7-3　队列成员纳入总数的中心分布情况

为方便项目的总体统筹,也可以按照各个现场的总纳入量和按日、月或年统计每日、每月或每年的新增纳入量,以便各中心了解本中心的项目进展,和其他中心形成对比参照,参照图 7-4。

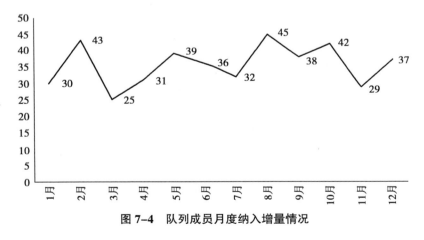

图 7-4　队列成员月度纳入增量情况

二、成员地区分布统计

随着研究对象的不断纳入,为了解研究对象的基本分布,可以依据地图进行成员的地区分布统计,如全国性的队列,可以采用中国地图,不同地区的研究对象人数不同,可以采用颜色依次加深表示,颜色越深代表该地区的研究对象纳入较多,颜色较浅则表示该地区研究对象纳入较少。如纳入只涉及个别省份,也可以省份地图反映各市区的分布情况。

三、成员阶段统计

统计所有纳入成员目前所处的成员阶段,了解当前时段,所有已经纳入的研究对象其所处的随访时间点,可以据此统计各时间点上的随访任务量,可以依据研究的设计增加各个地区和各个现场,以便于了解各现场和各地区的情况,参照图7-5。

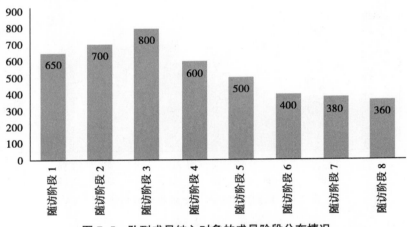

图 7-5　队列成员纳入对象的成员阶段分布情况

四、问卷统计和样本统计

队列的建立离不开调查问卷的数据收集和生物样本的收集,因此统计各随访节点的问卷完成情况和各生物样本的收集情况也很有必要。可以采用表格和条形图形式或其他研究者想要的形式对目前所收集到的问卷和生物样本总数量及完成率进行统计,以便于了解各个时期问卷及样本的收集情况,如有问题也可及时发现,如哪个时期的问卷及样本收集较少,收集率较低,可以着重了解该随访节点的问卷或样本收集流程,找出改进措施,参照图7-6和图7-7。

五、各阶段随访率统计

队列随访涉及较多的随访节点,为便于统计各个随访阶段的随访率,可依据各随访阶段应随访人数和实际随访人数计算每个随访阶段的随访率,如表7-2,统计图参照图7-8。

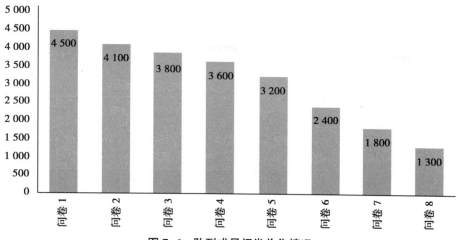

图 7-6　队列成员问卷收集情况

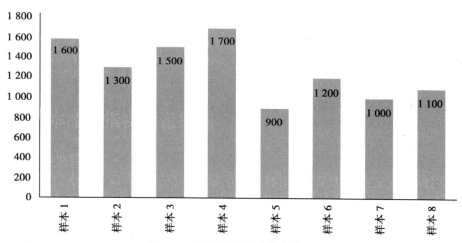

图 7-7　队列成员样本收集情况

表 7-2　各随访阶段随访率统计

随访阶段	应随访人数	实际随访人数	随访率/%
随访阶段 1	1 800	1 700	94.44
随访阶段 2	1 600	1 300	81.25
随访阶段 3	1 400	1 250	89.29
随访阶段 4	1 200	950	79.17
随访阶段 5	950	750	78.95
随访阶段 6	700	450	64.29
随访阶段 7	500	400	80.00
随访阶段 8	200	120	60.00

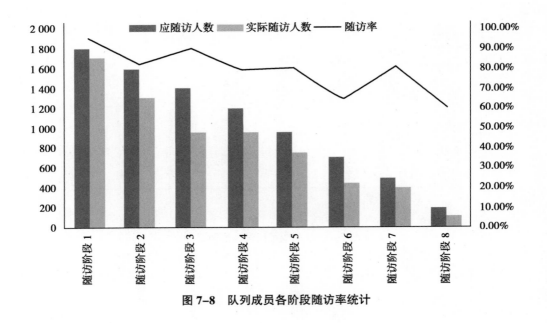

图 7-8　队列成员各阶段随访率统计

六、问卷可信度的统计

　　一般调查问卷会设计逻辑校验题目,以判断该套问卷的准确性和可信程度,逻辑校验题目即前面调查过的题目,后面再次进行询问,两次相同问题的答案是否一致判断该答卷的可信程度。统计逻辑校验题目的一致程度,即可获得该批问卷的可信程度。例如:问卷中设置了 4 个题目,在不同位置分别重复出现一次。如果最后 4 个逻辑校验题目的答案在两次回答都是保持一致,则可以说明,答卷人填写质量很高,如果 4 个题目两次回答都不一致,则高度怀疑问卷填写的准确性极差,应查明原因并从分析中排除,如果有部分回答不一致,则应该对其进行仔细核查,评估问卷可信程度。

第八节　文　档　下　载

　　信息化平台可以提供基本的文档下载的服务,如最新版的调查问卷等,可以让各现场的调查员进行下载查阅,以及时发现并解决调查现场所遇到的一系列问题。另外,由于队列建立涉及方方面面,随着信息化系统的完善,系统的功能也趋于完善。因此,可以添加基本的系统说明或者一些队列建立的基本规则说明,如,样本编码规则和各随访时间点的提醒规则等。以便于调查员了解系统的结构和功能,避免基本错误的出现。

　　已完成的调查问卷的下载,为保证数据的隐私性和安全性,需要进行权利限制,不能每个中心的每个调查员都可以下载所有的问卷详情,对此,可以采用分级权限对各加密狗或账号进行功能限制,使最高权限的加密狗才能够进行问卷下载,并对该加密狗的使用进行严格规范,保证原始问卷详情不能随意下载,已完成问卷的详细内容也不能随意改动。所有改动均要留下轨迹,便于追溯。

第九节　无纸化信息采集系统

无纸化问卷调查系统主要在调查现场的平板端使用,可用于现场进行电子问卷调查。无纸化问卷调查系统避免了纸张的浪费,为现场问卷调查提供了便捷,提高了现场调查的质量和效率。对电子问卷采集系统目前已经在流行病学研究领域形成共识,但是缺乏专门设计的问卷调查平台,有研究团队采用第三方的用于商业调查的在线问卷调查平台,但是这些平台难以实现更加复杂的队列随访模式。因此,根据队列项目实际需求和设计特点开发自主的可配合队列信息化平台使用的无纸化信息采集系统十分必要。这对于提升调查质量和效率,实现在更大范围、更大人群的实时数据汇交和流转具有十分重要的意义。

现场调查用平板下载安装与成员系统相匹配的无纸化信息采集系统,通过成员系统追踪随访成员状态,推送该成员该时期需要完成的调查问卷。

1. 通过输入调查对象的编号和选择类型(男性、女性、子代),队列成员无纸化信息采集系统将自动识别成员管理系统中的该成员在该随访时间段需要配合完成的问卷/病案/临床信息。

2. 进入问卷填写界面后,选择待答问卷,逐题作答,全部答完并提交后,问卷自动上传至系统后台,且成员信息系统中的该队列成员该阶段的此份问卷/病案/临床信息的状态自动转变成已完成。

3. 该调查对象的待答问卷完成后,可切换编号,继续完成其他调查对象的待答问卷。

第十节　在医院 HIS 系统对出生队列成员标识

医院 HIS 系统是指利用计算机软硬件技术、网络通讯技术等现代化手段,对医院及其所属各部门在人力资源、物资流动、财务收支等方面进行综合管理,对在医疗活动各阶段产生的数据进行采集、存储、处理、提取、传输、汇总,最后加工成各种信息,从而为医院的整体运行提供全面的自动化的管理及各种服务的信息系统,是现代化医院建设中不可缺少的基础设施与支撑环境。医院信息系统在具有医院医疗和管理功能的同时,也为队列人群的追踪随访提供了便利。因此,将队列建设更好地融合到医院日常诊疗工作中,实现队列信息系统与医院信息系统的合理对接,可以降低队列建设的工作负担,提升队列建设的效率与质量。

1. 在医院 HIS 系统中标识出生队列成员 出生队列成员到医院建大卡时,需要在医院 HIS 系统(门诊子系统)"出生队列"组块对其进行标识。可通过以下两种方式实现:

(1)读卡:读取成员医保卡或就诊卡信息,定位核对成员信息,在"出生队列"组块进行标识 ART 标记,并登记成员编号。

(2)手工录入:在"出生队列"组块中直接录入成员的"姓名 + 身份证号"(该方法也可用于读卡方式的查漏补缺)定位核对成员信息,在"出生队列"组块进行标识 ART 标记,并登记成员编号,根据标识,系统后台自动生成"出生队列成员表",通过查询功能可对成员进行核查。

2. 医院检验 LIS 系统识别出生队列成员 出生队列成员在孕中期和孕晚期指定时间到医院检验科进行抽血检查时,检验 LIS 系统可通过"姓名 + 身份证号"匹配电子病历系统(门诊)中"出生队列成员表"和"末次月经时间"(为计算抽血孕周)信息,识别出生队列成员及其抽血孕周,提示为队列成员额外专门采血并生成抽血条码。抽血处打印条码,按队列要求采集血液样本。可设置"末次月经时间"为匹配数据,避免成员孕期因加入出生队列反复抽血,确保按队列要求在孕中期和孕晚期指定时间抽血。

3. 医院 HIS 系统(住院子系统)识别出生队列成员 出生队列成员办理住院登记时,医院 HIS 系统(住院子系统)可通过"姓名 + 身份证号"匹配 HIS 系统门诊子系统中"出生队列成员表"。识别到出生队列成员时,系统自动跳出加抽一管血的提示并生成抽血条码。当班护士打印条码,按队列要求采集血液样本。当出生队列成员转到产房或手术室分娩时,电子病历系统(住院)通过"姓名 + 身份证号"匹配 HIS 系统(门诊子系统)中"出生队列成员表"。识别到出生队列成员时,系统自动跳出为队列成员额外专门采血的提示并生成抽血条码。当班助产士(产房)或护士(手术室)打印条码,按照要求采集血液样本。

参 考 文 献

[1]李立明. 大型人群队列研究调查适宜技术[M]. 北京:人民卫生出版社,2014.

[2]杜江波,陆群,靳光付,等. 人群队列研究的数据管理与质量控制策略[J]. 中华预防医学杂志,2018,52(10):1078-1081.

[3]余富强,胡鹏辉,杜沙沙. 网络问卷调查的数据质量控制研究[J]. 统计与决策,2019,35(16):10-14.

[4]赵凯佳,刘丹萍,杨珉. 对基层医务人员基本工作情况进行纸质与电子问卷调查的对比研究[J]. 中国卫生信息管理杂志,2018,15(05):92-98.

[5]Sommer J,Diedenhofen B,Musch J.Not to Be Considered Harmful:Mobile-Device Users Do Not Spoil Data Quality in Web Surveys[J].Social Science Computer Review,2015,35(3):378-387.

[6]牟娜,庞爱,李飞辉,等. 问卷星在职业紧张现况调查中的应用[J]. 职业卫生与应

急救援, 2019, 37（3）: 238-240.

［7］聂圣肖, 赵瑾, 孙红. 我国226所二三级医院专科护士使用情况的调查［J］. 中华护理杂志, 2019, 54（11）: 1677-1682.

［8］李立明, 余灿清, 吕筠, 等. 大型人群队列研究数据安全技术规范（T/CPMA002-2018）［J］. 中国预防医学杂志, 2019, 20（1）: 12-16.

［9］余灿清, 刘亚宁, 吕筠, 等. 大型人群队列研究数据管理团体标准解读［J］. 中华流行病学杂志, 2019, 40（1）: 17-19.

［10］Quirin S.Data management made simple［J］.Nature, 2018, 555（7696）: 403-405.

［11］《科学数据管理办法》（国办发〔2018〕17号）［S］.

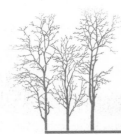

第八章　质量控制

出生队列作为队列研究中一种针对特殊人群的研究设计，在病因学证据强度、人群暴露信息的准确性、干预措施的有效性评估等方面具有优势[1]。高质量的问卷信息和生物样本对研究过程和研究结果的可信度起到至关重要的作用。由于出生队列研究过程中涉及到多个研究中心、多个时间节点、多种类型的问卷信息和生物样本，面临着其特有的、复杂的质量保证问题。质量保证是指为确保出生队列研究符合质量要求而采取相应的措施和活动，是质量管理的一部分。而质量控制是为使研究达到质量要求而采取的技术措施和管理措施方面的活动[2-4]。队列研究的质量保证必须建立质量控制体系，发现质控工作中的薄弱环节和存在的问题，采取针对性的质量改进措施。质量控制贯穿队列研究设计、实施、评价和研究数据分析的各个层面，以便在预算和其他限制条件下，将估计的误差降到最低。我们需要在设计过程中考虑到所有已知的误差源，在实施过程中监测主要误差源，在调查完成后定期评估主要误差源和这些来源的组合，并研究误差对调查分析的影响。做好出生队列建设中各个环节的质量控制是保证研究结果可信的前提[5]。

本章节主要介绍出生队列质量控制的种类（现场、信息、样本）以及队列工作人员的培训和考核，同时在质量控制的各个环节（质控实施和问题反馈）制定相应的标准化操作规程，为出生队列各个环节的质量保障指引方向（图8-1）。

现场工作质量控制	1. 队列现场环境评价
	2. 问卷调查及临床信息摘录审查
	3. 样本处理、冻存与入库审查
	4. 研究对象纳入与系统维护评价

信息质量控制	1. 问卷调查质量控制
	2. 临床信息摘录、录入质量控制
	3. 神经发育评估量表质量控制

样本质量控制	1. 样本采集、处理、保存（耗材）质量控制
	2. 样本感官指标质量控制
	3. 样本出库质量控制

人员培训与考核	1. 出生队列团队人员基础培训
	2. 出生队列专职人员培训与考核
	3. 兼职的医护人员和研究生的培训与管理

图8-1　出生队列质量控制环节

第一节　现场工作质量控制

现场工作质量控制的目的是确保现场工作人员是胜任的,且能按照制定的程序进行工作,进而规范出生队列现场工作流程。现场督导专员通过对现场工作进行督导,对现场工作进行质控,肩负起质量控制的责任,保证现场工作规范展开。现场督导专员需要从队列现场环境、问卷调查及临床信息摘录、样本处理、冻存及入库、研究对象纳入与系统维护等方面对现场工作进行严格检查,保证工作规范展开。本节介绍出生队列现场工作质量控制的实施与监督。

一、队列现场环境评价

从实验室和宣教室地面卫生,仪器设备表面和实验台面卫生,实验室和宣教室办公桌桌面整洁程度等方面对现场卫生进行评估。

二、问卷调查及临床信息摘录审查

抽查问卷录音是否有他人干扰,是否有诱导性;问卷完成数量是否符合规范;临床信息摘录是否完整,准确对问卷调查与临床信息摘录情况进行评估等级。

三、样本处理、冻存与入库审查

从是否正确使用和维护实验室仪器[6,7],冰箱是否及时除霜[8],液氮罐是否按时补充液氮,耗材是否充足,是否正确处理抽查样本、是否规范填写样本质控表,是否规范冻存,是否及时录入成员管理系统等角度进行评估。

四、研究对象纳入与系统维护评价

从当日纳入宣教是否正规,前日研究对象基本信息是否填写完整,是否及时录入表格和成员管理系统,抽查是否及时准确处理系统中的各项提醒任务和延迟处理任务等角度进行评估。

五、问题反馈与整改

现场督导专员在督导过程中发现的问题(表8-1),需及时向队列专职人员反馈,提出整改意见和建议,实施纠正或改进措施,并通过后续检查确定整改的有效性。

表 8-1　某出生队列每周工作质量控制检查单示例

编号	质控内容	质控结果	具体问题
一、队列现场卫生情况			
1	实验室和宣教室地面卫生是否保持	□是　□否	
2	仪器设备表面和实验台面是否整洁	□是　□否	
3	实验室和宣教室办公桌桌面是否整洁	□是　□否	
二、问卷调查与临床信息摘录情况			
4	问卷调查质量是否规范:抽查录音是否有他人干扰,是否有诱导性	□是　□否	记录存在问题的问卷的编码、调查者和存在的问题
5	问卷完成情况:应完成与实完成	应完成 __ 份;实完成 __ 份;完成率:__	完成率 <90%,注明原因及改进方案
6	临床信息摘录是否完整、准确完成	□是　□否	记录存在问题的临床信息的编码、调查者和存在的问题
7	临床信息完成情况:应完成与实完成	应完成 __ 份;实完成 __ 份;完成率:__	完成率 <90%,注明原因及改进方案
三、样本处理、冻存与入库情况			
8	是否正确使用和维护实验室仪器	□是　□否	
9	液氮罐是否按时补充液氮,耗材是否充足(预留一周用量)	□是　□否	
10	是否正确处理抽查样本、是否规范填写样本质控表,是否规范冻存,是否及时录入成员管理系统	□是　□否	
11	冻存管、冻存盒上标识是否规范,冻存盒是否顺序摆放在规定位置	□是　□否	
12	是否及时追踪孕中、孕晚和分娩情况,收回应收样本	□是　□否	
13	是否及时将样本扫码入库,入库位置及编码是否正确	□是　□否	
四、研究对象纳入与系统维护			
14	当日纳入宣教是否正规,承诺书和知情同意书是否签署,样本采集容器是否准确发放	□是　□否	
15	研究对象基本信息是否填写完整,是否及时录入表格和成员管理系统	□是　□否	

编号	质控内容	质控结果	具体问题
16	抽查是否及时准确处理系统中的各项提醒任务和延迟处理任务	□是 □否	
17	是否做好交接工作	□是 □否	
18	电话记录是否及时准确填写,是否录音,是否及时将录音导出存储	□是 □否	
五、其他情况			
19	所有使用的纸质资料是否字迹清楚、填写完整,是否及时归档	□是 □否	
20	孕早、孕中、孕晚、分娩临床信息是否及时完成并录入	□是 □否	
需改进责任人签名(仅用于质控结果填写为"否"者)			

质控负责人签名:_____ 日期:_____年_____月_____日

填表说明:

1. 对于质控结果填写为"否"者,请详细填写"具体问题"。
2. 如有其他问题需要说明时,可另纸附上。

第二节 信息质量控制

质量控制是保障所收集信息的真实性和准确性的关键,并进一步确保出生队列研究的质量。数据收集的许多方面都会影响数据的质量,包括问卷的完整性和清晰度、调查员的表达方式、机械仪器的准确性以及技术人员的测量技术。出生队列的数据又存在较长的时间内多次随访同步开展的特点,增加了信息采集任务的规模,也增加了数据出现人为原因的差异和测量误差的可能性[9]。研究的有效性取决于来自所有中心的调查员和技术人员一致地执行研究方案[10]。在数据收集之后,在数据录入、分析的操作期间,均可以将其他错误引入到数据中。因此,任何研究的规划和实施中,在适当选择参与者和仪器的基础上,必须最大限度地减少随机和系统的测量误差,并确保数据的高度完整性[11]。严格的质量控制应该贯穿队列信息获取和整理的各个环节,包括现场调查和数据收集、数据录入与清理、定库和分析等。出生队列研究涉及的信息质控,根据信息的来源,可分为调查问卷质控、临床信息质控以及神经发育评估量表的质控,本节将就出生队列研究内容介绍上述三个来源信息误差的控制方法。

一、问卷信息质量控制

问卷调查,作为流行病学研究获取数据的最经典方法,需要调查员与被调查对象进行面对面访谈,由调查员询问来完成问卷,或者由调查员指导被调查者独立完成问卷,但对于调查对象无法实现面访,也会尝试用电话形式作为重要补充。随着互联网的发展,越来越多的队列研究从传统的纸质问卷开始使用无纸化问卷调查[12],倾向于用移动终端开展无纸化的问卷调查,"无纸化"可以省去大量的录入和核对工作,并避免录入过程产生的错误。此外,也为被调查者提供了最大的便利,被调查者可以在任何地点完成电子问卷,从而弥补无法实现面访导致的信息缺失。"无纸化"已渐成趋势,但也带来了许多的不可控性,导致答卷过程的规范性缺乏有效监控,在数据的完整性及准确性方面受到极大的挑战,因此完善无纸化问卷的质控流程是获得准确的、有效的高质量数据的前提。信息质量控制在无纸化问卷调查表的设计、问卷信息录入的逻辑核查、录音质控以及人员培训等方面制定了相应的规范和标准,从而保障研究数据的质量。

(一)无纸化问卷调查表的设计

无纸化问卷调查表的设计有更为严格的要求,问卷设计的优化可以提高采集数据的质量[13]。首先无纸化问卷调查表在设计前应充分考虑问卷题目的设置要遵循的原则,如问题前后顺序的逻辑性。此外,还需要在无纸化信息管理系统中增加逻辑核查功能,对数据离群值、缺失数据情况、选项构成比异常、前后逻辑性是否一致进行核查。主要包括变量值范围限定、自动跳项、逻辑保存,可使数据按照逻辑规则进行录入,并进行初步质控。

1. 变量值范围限定

例:自本次发现怀孕以来,您是否曾患过感冒?

①否;②轻度;③中度;④重度

注:在设定时只允许填写 1~4 中的一个数字作为答案选项,其他数值均为异常情况,系统会报错。

2. 自动跳项

例:1)您经常吸烟吗(平均每天至少一支,连续半年以上)?

①否,从未吸过(跳转至第 6 题);②是,但已戒烟;③是,现在仍然吸(跳转至第 3 题)

2)如果您过去曾吸烟但现在已不吸,那您戒烟有多少_____月了?

3)您是从多少_____岁开始有规律吸烟的?

4)您吸烟一共吸了_____年?

5)您在规律吸烟期间,平均每天吸烟_____支?

6)过去一年您在家或者单位是否存在被动吸烟?

①从没有或几乎从未有过;②每年偶尔有几次,但频度达不到每月一次;③每月偶尔有几次,但频度达不到每周一次;④每周偶尔有几次,但频度达不到每天一次;⑤几乎每天都有

注:针对问卷中的第 1 题,设定了严格的自动跳项:如果选择①,系统会自动跳至第 6 题;如果选择②,继续填写第 2 题;如果选择③,系统会自动跳至第 3 题。以保证在选择时

有唯一且正确的答案录入。

3. 异常值控制

例：如果您过去曾吸烟但现在已不吸，那您戒烟有多少＿＿＿＿＿＿月了？

注：此题在填写时设置的逻辑范围为 1~480 间的整数，针对小数，或者超过这个范围的任何数字都不能填入。

4. 问题说明

例：自本次发现怀孕以来，您是否曾患过阴道流血？

①否；②轻度；③中度；④重度

停经后阴道出血，出血时间大于等于一天。"轻度"，出血量呈滴，偶尔有出血；"中度"，出血量呈淋漓状，但量少；"重度"，持续出血，量多。

注：在题目下面添加问卷说明，定义涉及到的疾病或疾病程度，便于调查员判定。

5. 信度校验　无纸化问卷调查过程中，一些被调查者消极应付问卷调查，提供虚假数据或者胡乱填写问卷的情况也时有发生，问卷数据的信度评价是必不可少的环节。在问卷设计中，可以设置数量不等的信度校验题目，即设置逻辑校验题。最后通过题目数据的一致性来评价数据的可信程度。原则上，被调查者如果提供真实数据，逻辑校验的题目不应该有过多的超过合理范围的答案不一致率。运用这种方法可以有效地发现那些信度不高的问卷，提升队列数据采集质量。

举例：题目 A：A1. 您过去是否曾怀孕过？①否（跳转）；②是；A2. 您怀孕后顺利产下正常儿共几次？①0 次；②1 次；③2 次；④3 次；⑤4 次；⑥5 次及以上。题目 B：您曾经共顺利产下正常儿几次？①0 次或未怀过孕；②1~3 次；③4~5 次及以上。

注：前面调查过的题目 A，后面再次进行询问题目 B，根据两次相同问题的答案是否一致判断该答卷的可信程度。根据问卷最后的 4 个逻辑校验题目一致程度，即可获得该批问卷的可信程度。

（二）无纸化问卷的调查与录入信息逻辑核查

在无纸化问卷调查过程中，调查员必须经培训与考核后才能上岗，要严格遵循标准操作流程，保证问卷的完整性、真实性和准确性。主要的注意事项如下：

1. 熟悉问卷的内容，理解问题的含义，题目的顺序与关联，保障调查顺利进行。

2. 避免漏问、诱导性或模糊概念性提问，保证问卷的完整性和真实性。

3. 善于使用一些道具、图片等，帮助被调查人回忆和定量。

4. 无纸化问卷信息录入时，先根据家庭 ID 和被调查者姓名，确保问卷信息为本调查者的信息。录入结束后，为保证录入信息的完整和不丢失，录入管理员应将录入的信息及时上传至云系统，以便后期核查和质量控制。

5. 数据管理员需在各中心上传数据结束后，及时导出截止当日的所有问卷并按规定要求命名存放，电脑备份。基于无纸化问卷调查系统，进行问卷可信度核查和逻辑核查，减少无效问卷。根据问卷中的重复题目的一致率，进而判断填写问卷的真实性；根据指定的逻辑条件，对所填数据进行核查，核查问卷编号和数据是否存在缺失和错误，生成《问卷信息录入质控反馈表》（表8-2），及时返回各中心。现场调查员进行核查，反馈正确信息，由数据管理员进行数据修改和完善。对于可信度较低者及时联系现场调查员重新核实。

表 8-2　某出生队列问卷信息录入质控反馈表

数据录入时间	ID	所属中心	问卷类型	调查员	来源	题号	存在问题	原始数据	处理方式	处理结果	审核状态

质控人：_____

质控日期：_____

填表说明：

1. 表格中的各项条目需逐一详细记录。

2. "审核状态"分为已审核和待审核两种情况,对于处理结果应该及时进行审核,变更审核状态。

3. 如有其他问题需要说明时,可另纸附上。

（三）无纸化调查问卷的录音

在出生队列研究的问卷调查覆盖多个研究中心、多个随访节点必须由多位调查员参与完成的情况下,调查者偏倚可能对调查数据产生重大影响。在经过被调查者知情同意后采用录音的方式,一方面可以促进调查员为提高问卷质量进行自我约束,另一方面可以通过抽检录音质控调查员的问卷调查质量,及时发现一些不规范或不一致的调查方式并纠正。

随机样本数据录音质控可以从整体上关注"无纸化"问卷数据的完整性和真实性,是队列数据质控体系的重要组成部分。采用随机化方法抽取具有代表性的中心和样本,可以根据各合作中心的样本纳入量和可行性结合统计学考虑抽样样本量。将原始电子问卷结合相应的录音,针对调查时间、调查员调查方式以及录音与电子问卷的一致性等方面进行评估。调查员应该在合理时间范围内完成问卷,严格遵循标准操作规范,避免漏问和诱导性询问等不正确调查方式,并且核查录音记录与原始记录的一致性。总结每个中心的主要问题,填写《录音质控反馈表》(表 8-3),并制定相应的解决方案,反馈给现场调查员。

表 8-3　某出生队列录音质控反馈表

质控单位	
质控问卷编号	
共性问题	
其他问题	
改进意见	

质控人：_____

质控日期：_____

填表说明：

1. 表格中的质控问卷编号,存在的共性和其他问题需逐一详细记录,改进意见需根据此次质控结果进行详细填写。

2. 如有其他问题需要说明时,可另纸附上。

（四）问卷调查专员培训

出生队列的问卷调查专员必须进行统一的培训方可上岗。培训的内容主要包括出生队列的问卷结构和内容,重点是问卷条目解读;问卷调查的准则、规范和技术等。

二、临床信息质量控制

近年来,随着我国医院信息化程度不断提高,医院诊疗档案已经相对完善。出生队列研究的临床信息包括实验室检查、临床检查、疾病诊断、药物使用、电子病历以及产科 B 超等多种数据,成为流行病学研究的重要资源,具有极其重要的科研价值。临床信息的获取途径除了通过人工摘录外,还可以更加高效地利用系统接口对接数据库。此外,随着机器学习和深度语言等新兴技术的兴起,可以实现对临床诊疗过程中产生的数据实时监控获取,并将图像信息、视频录像信息等自动转化为数据参数进行记录。临床信息是一组非标准化数据,涵盖多个层次数据的汇总,从单一的测量元素(血压)到诊断和相关的临床观察,不同中心的临床信息的标准和数据结构存在差异,增加了临床数据质量控制的复杂性[14]。临床数据的质量控制要求主要是要保证以下两点:数据的准确性,即登记的数据在多大程度上符合真相;数据的完整性,即所有本来可以登记的必要数据实际上已经登记的程度[15,16]。临床信息质量控制主要从无纸化临床信息采集表的设计、临床信息录入的逻辑核查以及人员培训等方面展开。

（一）无纸化临床信息采集表的设计

出生队列临床信息采集基于研究医院信息系统,为了确保临床信息数据收集标准化,必须为需要收集的数据项提供明确的数据定义,并且标准化制定临床信息采集表[17-19]。在设计临床信息采集表时,应对出生队列研究医院所涵盖的常规临床检查、分娩病历资料等进行调研,结合多个出生队列研究中心的实际情况,制定相应的临床信息采集条目;此外,考虑不同中心检查条目之间的不一致,在采集时要做好相应的信息登记。制定的出生队列临床信息的采集表应该由生殖、妇产科、儿科以及公共卫生专业的专家共同把关,确保采集数据的准确可用。

采用无纸化信息管理系统。系统增加数据逻辑核查功能,包括变量值范围限定、逻辑保存、可使数据按照逻辑规则进行录入,并进行初步质控。举例如下:

1. 变量值范围限定

例:孕早期产检时血常规白细胞(WBC)检测结果:＿＿＿＿＿＿10^9/L。

注:在设定时只允许填写 2~25 之间的数值,并且小数点后两位,其他数值均为异常情况,填写时系统会报错。

2. 逻辑保存

例:孕早期产检时血型检查——ABO 结果:＿＿＿＿＿＿

①A 型;②B 型;③O 型;④AB 型;⑤未检测

注:该题在选择时,设定的选项为 1~5 中的唯一数值,任何超过该范围的数值都不能录入。

（二）无纸化临床信息录入质量控制

录入管理员需要采用医院授权的数据信息系统账号,登录系统,根据被调查者的唯一身份识别码,调取被调查者的临床信息。录入管理员按照临床信息采集表的条目逐一进行录入。录入结束后,为保证录入信息的完整和不丢失,录入管理员应将录入的信息及时上传至云系统,以便后期核查和质量控制。数据管理员对每天上传的临床信息采集表进行质控。核实录入系统的调查者的身份信息,保证临床信息的采集无误。数据管理员需在各中心上传数据结束后,及时导出截止当日的所有问卷并按规定要求命名存放,同时做好备份。根据指定的逻辑条件,对导出的数据进行核查,核查问卷编号和数据是否存在缺失并生成《临床信息录入质控反馈表》(表8-4),并及时返回各中心,由临床信息录入管理员进行核查,告知数据管理员需要修改的信息,由数据管理员进行数据修改和完善。对于可信度较低者也须及时联系录入管理员以便重新核实。

表 8-4　某出生队列临床信息录入质控反馈表

数据录入时间	ID	所属中心	问卷类型	调查员	来源	题号	存在问题	原始数据	处理方式	处理结果	审核状态

质控人:＿＿＿＿＿＿＿＿＿

质控日期:＿＿＿＿＿＿＿＿＿

填表说明:

1. 表格中的各项条目需逐一详细记录。

2. "审核状态"分为已审核和待审核两种情况,对于处理结果应该及时进行审核,变更审核状态。

3. 如有其他问题需要说明时,可另纸附上。

(三)临床信息采集专员培训

对临床信息采集专员必须进行系统的专业培训。培训内容主要包括:医院信息系统的结构、队列临床信息采集来源以及临床信息的定义等;无纸化信息系统的使用;队列临床信息录入的相应准则和规范。所有的队列临床信息采集专员应该进行集中培训,以保证各参与中心数据收集程序的标准化[20]。

三、神经发育评估量表质量控制

在出生队列研究中,常常会需要用到一些神经发育评估量表,比较常见的有盖泽尔婴幼儿发育量表(Gesell developmental schedules)、贝莉婴幼儿发育量表(Bayley scales of infant development)和韦氏智力量表(Wechsler intelligence scale)。这些神经发育评估量表具有测试条目较多、测试时间较长且测试者的主观因素影响较大的特点,特别是在大样本量多中心的出生队列的应用中,如何保证评估的准确性和不同测试者的一致性,避免测试者偏倚是保证量表结果真实可靠的关键。以贝莉婴幼儿发育筛查量表第三版(Bayley-Ⅲ筛查)为例,该量表在2006年由Pearson公司出版,由BSID-Ⅲ诊断量表简化修订,适用年龄为0~42个月,对认知、语言理解、语言表达、精细运动、大运动五个维度进行评价,总共包含136个条目,测试时长在20~30分钟[21]。Bayley-Ⅲ信度良好,应用于中国婴幼儿发育状况评估具有可行性[22]。在多中心的出生队列研究中,儿童神经发育的测试由多位测试者完成,

Bayley-Ⅲ筛查量表的质量控制主要围绕测试者的准确性和一致性展开,主要从测试者培训和录像质控两个方面展开。

（一）测试者培训

出生队列参与神经发育评估的测试者,应进行统一培训和考核,通过考核后方可上岗。培训流程主要包括理论培训及考核、实操培训及考核、现场实习和上岗考核。

1. 理论培训及考核　由出生队列的神经发育评估专家组织进行,主要目的是让测试者熟悉神经发育评估量表的背景,并掌握神经发育量表评估条目及评估内容。理论培训后进行相应的理论考核,理论考核合格的方可进入实操考核。

2. 实操培训与考核　测试者通过观看神经发育评估的原版视频,熟悉整个神经发育评估的流程;由出生队列的神经发育评估专家现场评估队列儿童,测试者观看并同步评估打分,和专家相互交流和讨论。测试者进行实操考核,评估队列儿童,专家观看并打分,通过考核的测试者可进入现场实习。

3. 现场实习和上岗考核　测试者在出生队列现场进行实习,在现场的熟练测试者陪同下完成队列儿童的神经发育评估,由出生队列的神经发育评估专家通过观看现场神经发育评估的录像进行上岗考核,考核通过后方可上岗,独立完成队列儿童的神经发育评估。

（二）录像质控

1. 在 Bayley-Ⅲ筛查量表测试前,告知儿童监护人录像的目的、持续时间、可能的风险和潜在利益,儿童监护人知情同意后,方可开始录像。

2. 现场录像负责人实时监控录像质量,保证摄像头角度合适、画面清晰。录像设备采用本地存储的形式,保障数据的安全。每天录像结束后,截取视频,采用测试者的队列编号命名留存。

3. 由队列录像质控人员核查视频信息,确保信息准确。

4. 每周按测试者随机抽取 Bayley-Ⅲ筛查量表的视频,由儿童神经发育评估专家根据录像评估测试者,主要评估内容包括操作是否规范、打分是否合理,并记录不规范的操作,并将质控总结反馈给智测负责人。

5. 每月抽取一定比例的智测录像,统一组织测试者观看,打分,评估测试员的一致性,对不同测试者间存在的不一致的评估条目以及有争议的操作,由儿童神经发育评估专家制定统一标准。每月的质控总结反馈给智测负责人。负责人根据质控结果,定期对测试者进行培训,从而保障 Bayley-Ⅲ筛查量表的测试质量,避免测试者的主观偏倚。

第三节　样本质量控制

样本质量控制包括样本采集、处理、保存（耗材）质量控制、样本感官指标和样本出库质量控制等内容。其中,样本采集、处理、保存（耗材）质量控制是为了确保上述过程中引入的化学性污染[23]可控,控制对象为尿杯、尿管、15ml 离心管、EP 管、胎粪管、胎粪勺、相关检测试剂等。样本感官指标质量控制是对样本入库前进行质量控制,通过感官性状指标,如血清 / 浆体积（反映采血质量和分装质量）、溶血 / 血液分离情况（前处理是否及时和得当）等对样本进行"无损"操作而开展的质控[24]。可提示各中心样本质量,实现常规性检查和及时反馈,以规范入库前的操作流程。样本出库质量控制通过规范要求样本出库、分装和剩余样本归库过程,从而确保出生队列样本质量。为了保证出生队列生物样本的质量本节分类介绍样本采集、处理、保存(耗材)质量控制、样本感官指标质量控制和样本出库质量控制的方法。

一、样本采集、处理、保存(耗材)质量控制

(一)抽检

1. 原始(常规) 耗材质控专员在耗材配送前需要对每批耗材中的每种耗材按照随机抽检原则进行抽检,耗材质控专员使用双蒸水代替样本进行溶出实验分析,以确保耗材在使用前质量合格并明确基线溶出水平(每种耗材抽检 3 个),如检测有问题,则不投入使用。

2. 现场(常规) 现场工作人员处理样本时,针对样本类型选择耗材,每批耗材中的每种耗材按照随机抽检原则进行抽检(每种耗材抽检 3 个)。使用双蒸水代替样本,按照处理样本的操作规程进行操作[25],操作结束,工作人员需做好耗材批次标记,同待检样本相同寄送要求,寄至耗材质控专员,结合原始(常规)抽检结果以检测现场操作环节是否对样本耗材造成污染。

3. 现场 + 存储(留备) 现场工作人员处理样本时,针对样本类型选择耗材,每批耗材中的每种耗材按照随机抽检原则进行抽检(每种耗材抽检 3 个)。使用双蒸水代替样本,按照处理样本的操作规程进行操作,操作结束,工作人员需做好耗材批次标记,同待检样本相同寄送要求,寄至耗材质控专员,严格按照相应的样本储存条件进行储存,待进行实际样本检测时,对该储存双蒸水的耗材进行同时检测,结合现场(常规)抽检结果以检测样本储存时耗材中的物质的溶出情况。

(二)上机检测

耗材质控专员收到每批耗材中的原始耗材、现场耗材、现场 + 存储耗材需在 24 小时内,按照实际样本检测方法的方式进行上机检测,用超高效液相色谱串联质谱 / 气相色谱串联质谱检查耗材中常见的有机物溶出含量(如邻苯二甲酸酯、双酚 A)和用电感耦合等离子体质谱检查无机物(如钙、铅)溶出含量。所有检测结果需要进行完整记录。

1. 上机前的质量控制 需做好仪器的检测状态维护、调谐和确认,包含色谱状态(流动相更换、柱效和保留时间)和质谱状态(质量精度、灵敏度和稳定性)等。

2. 检测方法的质量控制 对检测方法的分析表现进行摸索、优化和确认,应优先采用内标法检测定量,指标包含检测方法的样本前处理的回收率和稳定性,仪器检测的灵敏度、特异度、稳定性(日内和日间)、准确性和基质效应的强度等。

3. 检测过程的质量控制 执行样本进样顺序的随机化、检测依据一定的进样间距放入空白样本、质控样本(下详述),实时分析控制检测过程中的污染状况和分析状态等。

4. 质控样本的类别和使用 标准质控样本(包括商品化标准浓度样本或由样本基质加标制备,应覆盖样本检测范围的高低浓度点)、混合质控样本(待测样本混合产生的质控样本,代表当前样本中化学物浓度检测的总体特征),上述质控样本应覆盖批内和不同检测批次,以分析和控制批内和批间差异。

（三）问题反馈

对于质控专员发现的问题,需及时向队列专职人员反馈,提出整改意见和建议,并填写样本质控登记表(表8-5)。

表8-5 某出生队列样本采集、处理、保存(耗材)质控登记表

质控时间	质控类型	原始		现场		现场+存储	
		有机物溶出情况	无机物溶出情况	有机物溶出+其他污染情况	无机物溶出+其他污染情况	有机物溶出+其他污染情况	无机物溶出+其他污染情况

质控人:＿＿＿＿＿＿＿＿＿

填表说明:

1. 表格所列项目,要全部填写,不留空白,溶出物列表依据对应方法的检测物质类型进行浓度填写,如无该项情况,应写"无"。如有情况不明无法填写时,应写"不清"及其原因。

2. 如有其他问题需要说明时,可另纸附上。

二、样本感官指标质量控制

（一）样本抽样

1. 入库质控专员针对入库表格中的编号需整体清查:是否存在重复编码;是否存在编号打印缺少或者多一位。

2. 为保证代表性并加快入库速度,按照5%的原则随机抽样。

3. 对于筛选出来的5%的抽样编号后,在入库表格中进行标记,最终整理入库质控抽样表格。

（二）入库质检

1. 入库质控专员进行转移冰箱的库存核实。

2. 从整体外观上检查标签是否存在脱落现象,缺失存在者需进行标签补打,并查找脱落原因。

3. 抽检样本需从样本体积、溶血程度、标签脱落、管盖松动、冻存管是否破损以及样本的编号等指标进行核查(表8-6)。

可采取的赋值方式:

（1）溶血或分离不彻底:正常(空)/有血丝(赋值1)/橙色(赋值2)/红色(赋值3);

（2）体积:<0.5ml(赋值1)/≥0.5ml&<1ml(赋值2)/≥1ml(赋值3);

（3）对应编号是否错误:是(赋值1)/否(空);

（4）标签是否脱落:是(赋值1)/否(空);

（5）冻存管是否破损:是(赋值1)/否(空);

（6）管盖是否松动:是(赋值1)/否(空)。

表 8-6　某出生队列样本质控表

样本编号	体积 /ml	溶血	标签脱落	对应位置错误	管盖松动	冻存管破损

质控人签名：_____
质控时间：_____

填表说明：

1. 表格中的"溶血"、"标签脱落"、"对应位置错误"、"管盖松动"、"冻存管破损"指标填写方式均为"是"或"否"。

2. 表格所列项目，要全部填写，不留空白，如有情况不明无法填写时，应写"不清"及其原因。

3. 如有其他问题需要说明时，可另纸附上。

4. 所有抽检需在 –20℃冰箱中完成，全程需要温度计进行温度监测，样本需放在冰袋上进行[26]，如温度高于 –15℃则关闭冰柜盖子降温停止抽检。

（三）问题反馈

入库质控专员对于每次抽样结果出现严重不符合标准者可进行纵向及横向对比，与工作人员沟通原因所在，提出整改意见，所有有问题者需要反馈给现场样本采集负责人。

三、样本出库质量控制

为了保证出生队列生物样本的质量，样本出库要严格遵守标准操作流程，详见第四章。样本出库的质量控制主要从出库、分装及再入库三个方面展开。

（一）样本出库

1. 样本出库前，必须遵守出生队列的样本出库规范，提交出库申请，经批准后方可出库，在系统中记录所有样本出库信息。

2. 样本出库后，出库质控专员要对出库申请、出库样本的种类和数量进行核查，并抽检出库样本的 5%，核查出库样本的编码信息、出库记录是否准确。

（二）样本分装

1. 样本出库后至样本分装，可以采用全程录像的方式进行质控，出库质控专员定期抽检分装的录像，主要对实验室环境是否整洁卫生、样本分装人员的着装、分装操作等进行质控。

2. 样本分装结束后，质控专员抽检 5% 的样本，对样本的编码、样本体积、标签脱落和溶血程度等记录进行核查。

（三）剩余样本归库

剩余样本归库时，抽检 5% 核查样本编码、出库时间、室温放置时长、样本剩余体积、冻融次数等记录是否准确，在系统中记录所有样本归库信息。

（四）问题反馈

对于质控专员发现问题，需及时向队列专职人员反馈，提出整改意见和建议，并填写样本出库质控登记表（表 8-7）。

表 8-7　某出生队列样本出库质控表

质控时间	出库		分装			剩余样本归库	
	出库申请	出库样本信息	实验室环境	人员操作	分装记录	归库样本信息	出库信息登记

质控员：＿＿＿＿＿＿＿＿＿＿

填表说明：

1. 表格所列项目,要全部填写,不留空白,记录存在的问题,如无该项情况,应写"无"。如有情况不明无法填写时,应写"不清"及其原因。

2. 如有其他问题需要说明时,可另纸附上。

第四节　人员培训与考核

出生队列团队人员的素质和专业化程度是影响队列建设质量的重要因素。出生队列涉及团队人员的数量较多,构成较为复杂,包含专职人员、兼职的医护人员以及研究生。部分岗位的流动性较大,因此出生队列的团队人员均需经过完整、严格的岗前培训,经考核合格者才能开展相应的工作,完成考核上岗后,所有专职人员还应参加定期培训和阶段性考核。确保所有人员长期保持良好的开展相关工作能力,从而保证队列建设高质量地推进。本节分类介绍团队人员基础培训、专职培训以及兼职的医护人员和研究生的培训与管理。

一、出生队列团队人员基础培训

在参与出生队列工作之前,所有人员都要进行一个基础培训,培训内容主要包括出生队列研究的背景与研究内容、出生队列的现场工作制度、出生队列运转的流程。培训方式可以将理论讲授和现场参观相结合。采用 PPT 和相关影像视频相结合的方法,介绍国内外出生队列的现状、出生队列建设的背景、研究内容、出生队列的工作现场和队列运转方式,调动队列团队人员的工作积极性。

出生队列建设是个环环相扣的过程,每个环节都需要保质保量稳定持续推进,进而保障基于出生队列研究结果的可靠性,推动多学科的发展,为提高人类生殖健康水平作贡献。

二、出生队列专职人员培训与考核

出生队列的专职人员培训与考核方式主要包括岗前培训与考核、定期培训与阶段性考核两个部分。以下从这两个部分展开介绍。

（一）岗前培训与考核

岗前培训主要包括专职人员基本职责培训和专业技能培训,包括理论培训与实操培训,经考核合格者开展相应的工作。

专职人员基本职责培训主要是强调以下十条:

1. 掌握做好工作所应具备的各项技能。

2. 具备良好职业素养,工作时穿着得体,佩戴胸牌,与患者、医护人员和团队其他成员相处和谐。

3. 按时出勤,不迟到、不早退、不旷工。

4. 认真完成本职工作,不马虎、不弄虚作假。

5. 认真履行值日、值班制度。

6. 服从上级安排,服从团队利益,服从团队的规定和制度。

7. 工作中发现问题第一时间向上级反馈。

8. 按规定履行请假制度,原则上提前两个工作日提出申请。

9. 严格执行保密协议。

10. 上班时间不做与工作无关事情。

专职人员的岗前专业技能培训根据其岗位职责可分为队列系统维护、样本处理和问卷调查三个方面的培训。培训方式主要有 PPT 展示,示范演示与小组讨论,实践操作和训练。考核方式主要包括理论考核和实操考核。

1. PPT 展示专职人员的岗位职责

（1）队列系统维护专职人员:纳入宣教流程、宣教时常见问题、信息化平台使用等。

（2）样本处理专职人员:实验室安全与技术培训（实验室大型仪器安全须知、扫码枪、标签打印机的使用方法）、生物样本处理流程（生物样本与问卷编码规则、标准操作流程）等。

（3）问卷调查专职人员:出生队列的问卷构成框架、出生队列问卷调查的标准操作流程和注意事项、无纸化问卷系统的使用等。

2. 示范演示与小组讨论　培训现场演示信息化平台、无纸化问卷系统、生物样本扫码枪和标签打印机等设备的使用,并就理论培训和示范演示培训内容采取小组讨论的方式,每个小组由一名指导培训人员主持,帮助队列专职人员掌握培训内容。

3. 理论考核　对各个专职人员的岗位职责、专业技能进行理论考核,考核通过者以后进入实践操作和训练培训,考核未通过者进一步理论培训。

4. 实践操作和训练　通过理论考核的专职人员,进入队列现场进行实践操作和训练,由各岗位的熟练技术能手担任培训人,现场简单地讲授操作理论与技术规范,并进行标准化的操作示范。由培训人现场指导受训学员实践操作,随时纠正操作中的错误表现,使受训学员逐渐熟练直至符合操作规范。

5. 实操考核　经过实操培训的专职人员独立完成现场工作,由岗位的熟练技术能手现场按照标准操作规范进行考核。此外,可抽检处理的样本和调查问卷的录音复核,通过实操考核的专职人员方可独立上岗。

（二）定期培训与阶段性考核

每月根据现场质控反馈的结果,对出生队列专职人员开展有针对性的定期培训与阶段性考核,从而保证出生队列持续高质量运行。

三、兼职的医护人员和研究生的培训与管理

基于医院开展的出生队列的顺利运行,需要各个科室兼职的医护人员配合,包括产科和生殖中心主任和医生的支持、检验科护士对血液样本采集、生殖中心胚胎实验室人员对卵泡液、精液样本的收集和处理、产科护士对出生队列研究对象的识别和对分娩样本的采集等。研究生一般参与监督和指导工作,进行质量控制。

(一)兼职的医护人员培训与管理

各中心指定 1~2 名队列负责人,负责联络队列的兼职医护人员,通过基础培训,了解队列概况。针对各自的岗位职责进行系统培训。在保证临床工作的基础上,同步识别出生队列的研究对象,完成生物样本的采集与处理工作。由各中心队列负责人针对各个医院的实际情况制定相应的现场工作流程,并完成队列兼职医护人员的岗前培训工作。

根据队列质控人员实时反馈现场的工作效率、样本的采集率和样本的质量,各中心负责人进一步加强对队列兼职医护人员的日常培训与管理。

(二)研究生等队列质控人员培训与管理

研究生可参与队列的质量控制工作,质控工作覆盖队列现场、信息采集和样本采集等各个环节。首先需要同步参与到各个岗位的岗前培训,掌握标准操作规范,通过现场的实操训练,经考核后开始队列的质控工作。每月统计队列建设情况,及时向队列管理人员汇报,经队列管理人员讨论,制定相应的解决方案,研究生负责与各个中心的负责人对接,推进出生队列建设有序进行。

参 考 文 献

[1]哈茜,陆海霞,冯希平.出生队列研究在口腔医学中的应用[J].国际口腔医学杂志,2016,43(5):549-553.

[2]Szklo M,Nieto F J. Epidemiology:beyond the basics[M]. Jones & Bartlett Publishers,2014.

[3]Lyberg L E,Biemer P P. Quality assurance and quality control in surveys[J]. International handbook of survey methodology,2008:421-441.

[4]Lyberg L,Biemer P P. Survey quality[J]. The International Handbook of Survey Methodology,2012,38(2):107-130.

[5]张育军,高芳芳,彭卫康,等.生物样本库质量控制体系建立的经验和体会[J].转化医学杂志,2014,3(3):170-173.

[6]虞积强.强化高校测量实验室仪器设备管理[J].实验室研究与探索,2010,29(5):184-185.

[7]郭立梅.高校仪器设备维修管理初探[J].高校实验室工作研究,2011,3:98-99.

[8]王鹏程,凌晨,蔡晓辉.超低温冰箱使用维护与维修研究和探索[J].中国教育技术装备,2018(06):17-19.

[9]Whitney C W,Lind B K,Wahl P W. Quality Assurance and Quality Control in

Longitudinal Studies［J］. Epidemiologic Reviews, 1998, 20（1）: 71–80.

［10］Neaton J D, Duchene A G, Svendsen K H, et al. An examination of the efficiency of some quality assurance methods commonly employed in clinical trials［J］. Statistics in Medicine, 2010, 9（1–2）: 115–124.

［11］Ruiz F, Goldberg M, Lemonnier S, et al. High quality standards for a large–scale prospective population–based observational cohort: Constances［J］. BMC Public Health, 2016, 16（1）: 877.

［12］Sanchez M E. Effects of questionnaire design on the quality of survey data［J］. Public Opinion Quarterly, 1992, 56（2）: 206–217.

［13］杜江波, 陆群, 靳光付, 等. 人群队列研究的数据管理与质量控制策略［J］. 中华预防医学杂志, 2018, 52（10）: 1078–1081.

［14］Cabitza F, Batini C. Information Quality in Healthcare［J］. 2016.

［15］Arts D G T, De Keizer N F, Scheffer G J. Defining and improving data quality in medical registries: a literature review, case study, and generic framework［J］. Journal of the American Medical Informatics Association, 2002, 9（6）: 600–611.

［16］Gray W N, Weng C H. Methods and dimensions of electronic health record data quality assessment: enabling reuse for clinical research［J］. Journal of the American Medical Informatics Association, 2013, 20（1）: 144–151.

［17］Wyatt J C. Acquisition and use of clinical data for audit and research［J］. Journal of Evaluation in Clinical Practice, 2010, 1（1）: 15–27.

［18］Knatterud G L, Rockhold F W, George S L, et al. Guidelines for quality assurance in multicenter trials: a position paper［J］. Controlled clinical trials, 1998, 19（5）: 477–493.

［19］Keller S, Korkmaz G, Orr M, et al. The evolution of data quality: Understanding the transdisciplinary origins of data quality concepts and approaches［J］. Annual Review of Statistics and Its Application, 2017, 4（1）: 85–108.

［20］Lorenzoni L, Da Cas R, Aparo U L. The quality of abstracting medical information from the medical record: the impact of training programmes［J］. International Journal for Quality in Health Care, 1999, 11（3）: 209–213.

［21］Bayley N. Bayley scales of infant and toddler development［M］. PsychCorp, Pearson, 2006.

［22］徐姗姗, 黄红, 张劲松, 等. 贝莉婴幼儿发育量表–第三版评价上海市婴幼儿发育水平的应用初探［J］. 中国儿童保健杂志, 2011（01）: 38–40.

［23］Olivieri A, Degenhardt O S, McDonald G R, et al. On the disruption of biochemical and biological assays by chemicals leaching from disposable laboratory plasticware［J］. Canadian journal of physiology and pharmacology, 2012, 90（6）: 697–703.

［24］赵玛丽, 种银保, 曹登秀. 医用低值耗材的质量管理［J］. 医疗卫生装备, 2006, 27（5）: 36–37.

［25］Fan G, Wu G, Zhang X, et al. Qualitative research［M］, Dan Shen（Salvia miltiorrhiza）in Medicine. Springer, Dordrecht, 2015: 269–289.

［26］胡颖, 张连海, 宋丽洁, 等. 生物样本质量的影响因素与评估［J］. 中国医药生物技术, 2013（01）: 76–79.

10